LE

CONSERVATEUR DE LA SANTÉ

OU

L'Art de Prolonger ses Jours

Par des moyens simples et à la portée de tout le monde

PUBLIÉ D'APRÈS

LES PRÉCEPTES

DES HOMMES LES PLUS CÉLÈBRES DE L'ANTIQUITÉ ET DE NOS JOURS

CONTENANT

La description des signes ou symptômes des diverses maladies qui affligent le plus souvent l'espèce humaine, les causes qui peuvent les occasionner, ainsi que les moyens de pouvoir s'en préserver.

OUVRAGE ESSENTIELLEMENT UTILE A TOUT CHEF DE FAMILLE ET AUX PERSONNES DES DEUX SEXES, DE TOUS ÂGES ET TOUTES CONDITIONS.

Par J.-B. GONDY

Auteur de plusieurs ouvrages scientifiques.

> Les autres avantages de la vie sont bien peu de choses sans la santé; sans elle, tout est à charge, même jusqu'aux plaisirs. TISSOT.

PRIX : 1 fr. 50

CHEZ J.-B. GONDY, AUTEUR-ÉDITEUR, RUE PASSET.

LYON

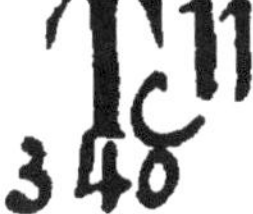

LE

CONSERVATEUR DE LA SANTÉ

OU

L'ART DE PROLONGER SES JOURS

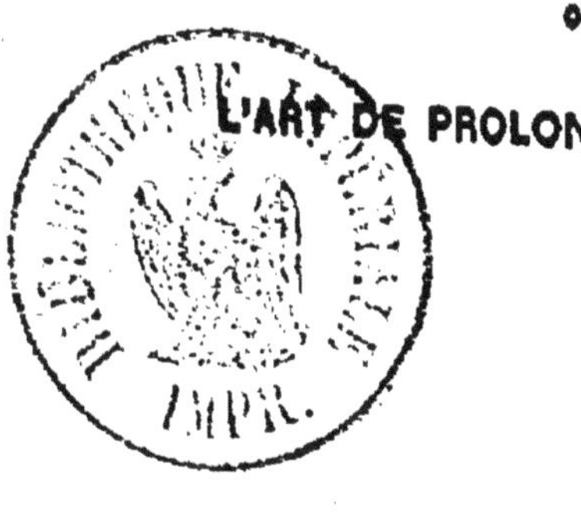

Lyon, Imprimerie Jevain & Bourgeon, rue Mercière, 92.

LE

CONSERVATEUR DE LA SANTÉ

OU

L'Art de Prolonger ses Jours

Par des moyens simples et à la portée de tout le monde

PUBLIÉ D'APRÈS

LES PRÉCEPTES

DES HOMMES LES PLUS CÉLÈBRES DE L'ANTIQUITÉ ET DE NOS JOURS

CONTENANT

La description des signes ou symptômes des diverses maladies qui affligent le plus souvent l'espèce humaine, les causes qui peuvent les occasionner, ainsi que les moyens de pouvoir s'en préserver.

OUVRAGE ESSENTIELLEMENT UTILE A TOUT CHEF DE FAMILLE ET AUX PERSONNES DES DEUX SEXES, DE TOUS AGES ET TOUTES CONDITIONS.

Par J.-B. GONDY

Auteur de plusieurs ouvrages scientifiques.

Les autres avantages de la vie sont bien peu de choses sans la santé ; sans elle, tout est à charge, même jusqu'aux plaisirs. TISSOT.

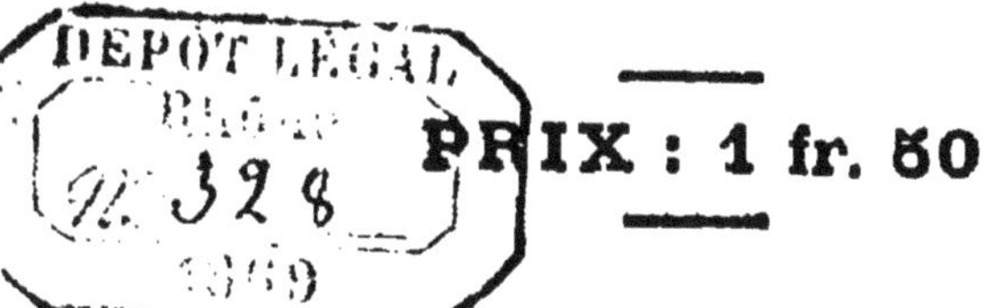

PRIX : 1 fr. 50

CHEZ J.-B. GONDY, AUTEUR-ÉDITEUR, RUE PASSET.

LYON

PRÉFACE

Il y a déjà bien des années qu'un des plus célèbres médecins de l'Europe, M. DUPLANIL, de la faculté de Montpellier, et médecin honoraire du roi Charles X, avait cru devoir faire paraître, en tête d'un de ses ouvrages, les lignes suivantes :

« Un ouvrage qui traiterait des moyens de con-
« server la santé et d'éloigner les maladies, qui
« donnerait des idées justes sur l'importance du
« régime et de la sobriété, de ne prendre que des
« nourritures convenables, de respirer un air pur et
« souvent renouvelé, de s'entretenir dans la propreté
« et de se procurer tous les autres objets nécessaires
« dans les maladies, cet ouvrage, dit-il, serait de
« la plus grande importance et ne pourrait manquer
« de produire les effets les plus heureux ; car,
« ajoute le même auteur, *un régime sagement*
« *administré équivaut au moins aux remèdes dans le*
« *plus grand nombre des maladies, et il leur est*
« *infiniment supérieur dans quelques-unes.* Ce
« serait aussi se prêter aux efforts des personnes
« bienfaisantes qui s'empressent de soulager les
« malheureux ; anéantir les préjugés dangereux et
« nuisibles ; garantir les hommes sans connaissances

« des fourberies des charlatans et des imposteurs, « leur faire connaître ce qu'ils ont à faire pour « pouvoir se préserver et se guérir de la plupart « des maladies qui, sans cesse, affligent l'espèce « humaine. »

Comme personne jusqu'ici, que nous ne sachions, ne s'est occupé consciencieusement de cet objet, quoique étant de la plus haute importance, du moins d'une manière assez spéciale pour être à la portée de tout le monde, afin de répondre en tout aux nobles inspirations de cet ami de l'humanité dont nous venons de parler, et, d'un autre côté, jaloux de travailler au soulagement et au bonheur de nos semblables, nous n'avons pas hésité à nous imposer cette tâche qui, nous devons le dire, eût été infiniment au-dessus de nos propres forces, si nous n'eussions recueilli la plupart de nos matériaux dans les écrits des hommes les plus illustres et les plus compétents sur cette matière.

C'est donc, d'après les préceptes des Duplanil, des Buchan, des Tissot, etc., que nous avons composé le livre que nous offrons aujourd'hui au public. Il n'en sera que mieux accueilli, et c'était aussi le plus sûr moyen d'atteindre le but que nous nous sommes proposé.

LE

CONSERVATEUR DE LA SANTÉ

OU

L'Art de Prolonger ses Jours

I.

De l'enfance.

Quelqu'humiliant que soit pour nous l'instant par où nous commençons d'être au monde, dit M. Vandermonde, ne dédaignons pas cependant de nous en retracer l'image, puisque c'est la date de notre existence et le terme de notre félicité. Considérons l'enfant, sans nous considérer nous-mêmes. Tirons le voile sur le passé, retournons au berceau sans quitter la raison ; et songeons que, si nous sommes sortis de l'enfance, le temps peut nous y faire rentrer. Faisons pour nos enfants ce que l'on a fait pour nous-mêmes : faisons plus, rendons-les plus parfaits, rectifions leur esprit, corrigeons leurs difformités, et faisons germer dans leurs tendres parties la force et la santé. Mais, pour parvenir à ce point de perfection, il faut entrer dans nos vues et se soustraire à l'ancien préjugé.

A peine l'enfant a-t-il rompu ses membranes et forcé sa prison, qu'on lui donne de nouveaux liens, qu'on lui prépare de nouvelles chaînes. Fier du jour qui l'éclaire, il cherche, par ses faibles mouvements, à jouir de sa liberté. Il étend ses membres, il les agite, et s'efforce d'entretenir leur souplesse. Mais, tandis que, par ses efforts, il annonce ainsi les intentions de la nature, on le rend victime des préjugés et de l'erreur. Des gens mercenaires, ou plutôt des nourrices dures et cruelles, qui devraient servir de véritable mère à ces nouveaux-nés, deviennent leurs premiers bourreaux. Elles se saisissent de cette tendre victime qui ignore le tourment qu'on lui prépare et qui n'a que ses cris pour se venger. On prend ses mains avec rudesse; on manie ses pieds durement; on charge l'enfant de langes; on le couvre de bandes artistement roulées; et, de l'ouvrage le plus parfait, on semble vouloir en faire une masse informe et sans expression. Jetons les yeux sur les animaux, examinons ces mères attentives aux besoins de leurs petits : elles élèvent leurs enfants, sans les contraindre; les nourrissent, sans les charger; les couvrent sans les accabler. Loin de les renfermer, de s'opposer au développement de leurs parties, elles cherchent à les mettre en liberté. L'homme est-il donc le seul qui ne puisse pas jouir de cette coutume si sage?

L'enfant, ainsi abandonné aux caprices d'une nourrice mercenaire, devient la victime de ses soins indiscrets. On cherche à contenir son faible corps dans des langes qui le rendent immobile, et dans des bandages qui le font souffrir. Il serait beaucoup mieux de le couvrir sans le serrer; mais la crainte que l'on a que ses efforts répétés ne surmontent les obstacles qui s'opposent à sa liberté, fait qu'on le serre avec force ou plutôt avec inhumanité. Tout son corps n'est bientôt plus qu'une plaie, c'est la source de ses douleurs et le tableau vivant de ses difformités.

Par la façon avec laquelle on contraint les enfants dans leurs maillots, on peut juger des douleurs qu'ils ressentent. Les bandes, cent fois révolues sur leurs corps, se gravent sur leurs tendres parties et y laissent une empreinte difforme. Leurs membres sont couverts de contusions; les chairs pressées se trouvent repoussées par les os qui les irritent; les vaisseaux comprimés, arrêtent le sang qui séjourne sur toute l'habitude du corps : de là, les courbatures et le malaise général. Les parties qui, dans cet âge tendre, prennent un accroissement très-rapide, trouvent une résistance extérieure qui s'oppose à leurs efforts ; et ce combat excite de nouvelles douleurs. Les efforts violents qu'il fait pour crier, l'exposent à des accidents très-fâcheux, auxquels on ne peut remédier qu'en détournant la cause principale qui les produit.

L'enfant, continuellement baigné dans l'urine et dans les autres excréments qu'il laisse aller dans ses langes dont on néglige la propreté, éprouve des cuissons et des douleurs très-vives. L'épiderme des cuisses, des bourses et des fesses s'enlève, les parties charnues se découvrent, s'ulcèrent ; et l'enfant est dans un tourment continuel.

Si l'on considère ce que prescrivent celles qui emmaillottent les enfants, on s'apercevra facilement des inconvénients de cette cruelle coutume. Les malléoles internes doivent se toucher ainsi que les mollets et les condyles internes du fémur : dans cette situation, les rotules sont aplaties ; il reste donc un vide depuis les malléoles jusqu'à la naissance du mollet, par sa partie inférieure. Il y a un autre vide semblable, depuis la partie supérieure du mollet jusqu'aux condyles du fémur ; et un troisième intervalle, depuis la partie supérieure des condyles jusqu'aux environs des parties sensibles. La faiblesse des os de l'enfant doit nécessairement se prêter aux efforts des bandes, c'est-à-dire que ces bandes, serrant de part et d'autre les parties offensées, entre lesquelles ces vides se rencontrent, les os doivent nécessairement se courber. Aussi voit-on très-peu d'enfants qui aient les cuisses et les extrémités inférieures bien disposées, lorsqu'ils reviennent de nourrice. S'ils se redressent par la suite, c'est que la nature, étant en liberté, jouit alors de tous ses droits, et disperse ses sucs avec tout l'ordre qui lui est dû.

Les maillots produisent encore des maux bien plus réels et des accidents bien plus fâcheux. La compression qu'ils font sur tout le corps, détourne le suc nourricier. La nature ne garde aucune mesure et le corps perd ses proportions. Certaines parties augmentent aux dépens des autres. La tête, qui est comme isolée et comme séparée du tronc, n'offrant que la faible résistance des parties osseuses qui la composent, reçoit une plus grande abondance des sucs nourriciers, qui la rendent d'une grosseur monstrueuse : au lieu que les enfants qui n'ont pas été renfermés dans le maillot, ont la tête ordinairement moins grosse et mieux proportionnée.

L'estomac se trouvant resserré dans des bornes trop étroites, ne peut plus contenir la quantité d'aliments nécessaires à l'accroissement des parties ; aussi voit-on la plupart des enfants vomir le lait, un quart-d'heure après avoir quitté le téton. Ce vomissement habituel altère la nature de leur estomac et le rend faible et délicat pour toujours. Ces vomissements peuvent encore occasionner des descentes qu'il est nécessaire de prévenir. La poitrine, quoique munie de cercles osseux, qui semblent la mettre à l'abri de toutes sortes de compressions, ne se ressent pas moins des effets des bandes. L'enfant respire avec peine, ses poumons ne jouent que difficilement, ses os tendres se jettent à l'intérieur et diminuent la capacité de la poitrine. Cette partie reste petite, étroite et devient une source d'infirmités, souvent même la cause de la mort de l'enfant.

Il n'est point d'âge où l'exercice soit plus nécessaire que dans l'enfance. Il semble cependant que l'on prenne tous les moyens opposés. Ce défaut d'exercice est capable d'arrêter l'accroissement des parties, ou du moins de le retarder. Les enfants qui s'exercent sont, pour l'ordinaire, plus forts et plus grands que ceux qui demeurent en repos. C'est pour cela qu'il y a des peuples qui mettent leurs enfants dans des maillots fort larges et qui laissent leurs bras et leurs jambes en liberté, pour ne pas gêner leur mouvement naturel et pour favoriser la circulation de la lymphe nourricière. L'exercice met en jeu les muscles, donne du ressort aux fibres; et, par là, conspire, avec le cœur, au développement successif et proportionnel des organes de l'enfant.

Quoique tout ce que nous venons de dire soit suffisant pour engager à ne point emmailloter les enfants, cependant peu de personnes ont renoncé à cette funeste habitude. Les hommes sont pourtant la richesse de l'Etat, et c'est celle qu'on néglige le plus. Il est possible de remédier aux inconvénients du maillot, en plaçant les enfants dans le berceau, couchés sur des langes qui ne soient pas attachés. Il faut aussi mesurer ses soins sur ses facultés. Les personnes riches peuvent faire changer leurs enfants de lange autant qu'il faut; les personnes moins aisées peuvent faire mettre du coton ou une éponge dans les endroits qui sont les plus exposés. Comme le maillot ne doit point être fermé, la nourrice pourra, à chaque instant, s'assurer de l'état de l'enfant.

Par ce moyen tout simple, proposé par un célèbre médecin, auteur de *l'Essai sur les moyens de perfectionner l'espèce humaine*, on préviendra les mauvais effets de la paresse de la nourrice, et les enfants seront toujours propres et bien faits. On ne verra pas ces petits infortunés se désespérer, pousser des cris continuels et demander par leur gémissement une grâce que l'on s'obstine à leur refuser. Mais comme on donne tout au préjugé, qu'on refuse tout à la nature, il semble qu'on rougisse d'aimer ses enfants. Cependant quels soins plus chers, quelle tendresse mieux placée! Qui pourrait mieux qu'une mère veiller sur son fils! Si le cœur faisait un pas, la nature ferait le reste. Ce bienfait ne s'éteindrait jamais dans le cœur de l'enfant : il augmenterait avec lui; et sa reconnaissance égalerait les soins qu'il aurait reçus de sa mère. Celle-ci jouirait à son tour de la gloire et de la satisfaction d'avoir, par ses soins, formé et élevé une créature qui porterait, avec elle, les traits réguliers que le Créateur avait imprimés sur elle, et qu'on a altérés par une soumission à un préjugé dangereux.

II.

Du choix d'une bonne nourrice.

Pour qu'une nourrice soit bonne, il faut qu'elle soit encore jeune, c'est-à-dire qu'elle ne passe pas trente ou trente-cinq ans tout au plus ; il est même mieux qu'elle soit moins âgée. Elle doit être d'une taille honnête, bien faite, brune, le sein bien placé, bien saine, le caractère gai et doux. Il n'est pas moins essentiel de s'informer de ses mœurs, de ses facultés, de la façon avec laquelle elle vit avec son mari, et du caractère de ce dernier : c'est-à-dire s'il n'est point de ces hommes qui chagrinent leur femme ou qui n'aiment pas les enfants.

Il n'est pas moins essentiel de s'informer si la nourrice a réellement un lit ou un berceau séparé, pour coucher l'enfant qu'on lui confie ; et si le lieu qu'il doit habiter, ne peut pas préjudicier à sa santé.

Il faut encore se garder de confier son enfant à une femme qui n'en a point encore élevé complètement, il est souvent imprudent de leur fournir le sujet de leur apprentissage. De plus, un premier lait n'est jamais aussi bon qu'un second, c'est-à-dire qu'il faut préférer une nourrice qui a déjà fait un élève.

Il en est du lait pour la nourriture des enfants, comme des autres aliments pour celle des hommes faits. Les uns et les autres doivent être d'une bonne qualité. Un lait trop vieux n'est pas assez substantiel, il a perdu de ses qualités. Un lait trop jeune n'est pas souvent assez épuré, ou n'a pas assez de consistance. Un lait trop épais pèse trop sur l'estomac des enfants et ne s'y digère pas. Un lait trop clair passe trop rapidement et excite souvent le dévoiement.

Pour que le lait soit d'une bonne qualité, il faut qu'il soit blanc, suffisamment lié, et ses parties bien unies ; il doit être agréabl : au goût, un peu sucré, et laissant sur la langue un léger mucilage. Si le lait sent l'échauffé, ou le rance, ou l'aigre, il ne faut pas le donner à l'enfant. Il faut se méfier de ces nourrices qui ont beaucoup de gorge, telles que sont les blondes. Ces sortes de seins ne fournissent qu'un lait séreux et s'amollissent facilement. Un sein d'une médiocre grosseur, dont les veines sont pleines, sans être trop dures, comme on l'observe chez les brunes, est bien plus favorable à l'enfant.

Ce que nous avons dit au sujet de l'exposition la plus favorable à l'enfant, nous engage à recommander de ne pas permettre aux nourrices d'emporter les enfants chez elles par un temps de pluie, de brouillard, et de les mettre dans une charrette, où ils sont confondus avec d'autres, dont on ignore l'état des auteurs de leur existence, par rapport à la santé.

Une dernière précaution que les pères et les mères qui envoient leurs enfants en nourrice doivent prendre, c'est de s'informer si la nourrice remplit bien tous ses devoirs à tous égards, et si la crainte qu'on ne lui ôte trop tôt l'enfant, ne lui fait pas négliger une partie des soins nécessaires à son accroissement.

Comme le lait d'une nourrice qui est enceinte, est préjudiciable à l'enfant, il vaut mieux l'en sevrer tout-à-fait que de le donner à une autre nourrice, quand il n'aurait que quatre à cinq mois ; ce changement de nourriture et l'effet d'un nouvel air influent beaucoup sur le nourrisson, et lui coûtent souvent la vie.

Nous devons encore faire observer que lorsque l'enfant commence à téter, on ne doit lui donner aucune autre nourriture ; le lait qu'il prend lui suffit. C'est une mauvaise habitude de lui donner de la bouillie ; elle produit des indigestions qu'on prend mal à propos pour des tranchées, tandis que ces douleurs sont occasionnées par la bouillie qui se tourne et s'aigrit dans l'estomac du nouveau-né. Les aliments graisseux et huileux ont les mêmes défauts ; il est mieux de substituer à ces aliments du potage, de la crème de riz, ou de la bouillie faite avec de la mie de pain blanc, de pâte ferme réduite en poudre fine.

Enfin, il est essentiel de donner à téter aux enfants, jusqu'à ce que les seize premières dents soient percées, parce qu'à chaque fois qu'il en veut percer, leur estomac est plus faible et les digestions plus laborieuses. Par la même raison, il faut bien se garder d'exciter les enfants à manger dans les crises de la sortie des dents.

III.

Des avantages qu'il y a que la mère nourrisse.

L'enfant placé dans un nouveau monde, abandonné à ses propres efforts, périrait bientôt s'il ne trouvait une nouvelle vie, un nouveau soutien dans la nourrice qu'on lui donne. Les hommes, toujours avides du nouveau et trop souvent sourds à la voix de la nature, ont cherché différents moyens d'élever les enfants. Les uns, les arrachant du sein de leur mère, les ont confiés à des nourrices mercenaires, qui faisaient un trafic de leur lait ; les autres, cherchant dans le lait des animaux ce qu'ils croyaient ne pas trouver dans le lait de la femme, ont vanté les avantages de cette nourriture : tous ont privé la mère de la douce satisfaction d'alimenter son fruit ; et, de cette pratique pernicieuse, il est résulté une foule de maux dont la société gémit encore. La nécessité nous a fait prescrire les moyens de faire passer le lait des accouchées ; sans ces précautions, l'humeur laiteuse causerait les plus grands désordres, mais croit-on être exempt de tout danger?

Les malheurs qui frappent les mères, menacent aussi les nourrissons. On envoie un enfant en nourrice, on l'expatrie, on ignore souvent le lieu où il est transporté. Et que de maux attendent cette innocente victime ! abandonnée à la malpropreté, gorgée souvent de bouillie que la nourrice substitue au lait dont elle manque, délaissée toute la journée malgré les cris perçants qu'elle pousse ; c'est dans ces angoisses que se préparent les maux qui doivent tyranniser l'enfant. L'excès d'une nourriture grossière forme des embarras dans les vaisseaux trop déliés de ses os, ces amas de suc le nouent, le courbent, le rendent difforme ; la lymphe viciée se dépose encore dans d'autres cavités, elle engorge les glandes, les tuméfie ; alors le corps dépérit de jour en jour : ainsi les enfants mal nourris deviennent écrouelleux, rachitiques, et finissent par périr du marasme et de la consomption.....

Pour obvier à tant de maux, il faut en tarir la source ; il faut que les mères, plus dociles à la voix de la nature, donnent à leur fruit les mamelles qu'elles n'ont remplies de lait que dans cette vue ; vainement elles allèguent leur mauvaise santé, la faiblesse d'un tempérament trop délicat, les volontés contraires d'un mari qui veut écarter de son voisinage les cris enfantins qui peuvent interrompre son sommeil. Un père semblable ne mérite pas le titre qu'il porte. La mère la plus délicate ne peut s'occuper ainsi de sa santé, qu'au mépris honteux de l'attachement qu'elle doit au fruit de l'union conjugale. Que les époux de cette catégorie quittent les villes qu'ils habitent, qu'ils aillent dans les campagnes visiter les villages et les hameaux ; ils y trouveront des laboureurs, partager avec leurs femmes les peines de l'éducation corporelle de leurs enfants, des femmes actives et vigilantes, n'écouter, ne connaître même pas la délicatesse sur laquelle se rejettent nos femmelettes, allaitant toutes leurs nourrissons, fortifiant de plus en plus leur santé robuste, et s'assurant pour l'avenir la tendresse et la reconnaissance de leurs enfants, avantages précieux dont toutes les mères doivent être jalouses, et que ne méritent pas celles qui, n'ayant pas nourri leurs enfants, ne sont qu'à demi mères.

IV.

Conseils aux mères qui nourrissent leurs enfants.

La femme forte qui s'est décidée à nourrir son enfant, doit s'y être disposée par un genre de vie capable de ne point gêner les fonctions de l'économie animale; des aliments de bon suc doivent faire sa nourriture. Le bon air, la promenade, les exercices modérés, tout ce qui peut rendre la vie gracieuse lui devient nécessaire. Les passions violentes, les excès dans le boire et le manger, l'usage des liqueurs spiritueuses seraient nuisibles. Il faut encore qu'elle évite un air trop humide, les longues abstinences, les veilles, les travaux durs et pénibles. Il ne lui est pas moins essentiel d'éloigner de son esprit les sujets de chagrin, une aimable gaîté doit être son partage. Une occupation amusante lui est aussi très-salutaire.

V.

Du sevrage des enfants.

Si le moment de la naissance de l'enfant est celui auquel il entre dans un nouveau monde, on peut de même regarder le sevrage comme celui auquel il doit vivre d'une nouvelle vie; l'enfant étant plus âgé, ses sens se développent davantage, les objets extérieurs commencent à le frapper quoique machinalement, tout change jusqu'à ses vêtements et son genre de vie. Pour parvenir à sevrer l'enfant sans inconvénient, il faut diminuer insensiblement le nombre des fois qu'on lui donne à téter, jusqu'à ce qu'on l'ait réduit à ne prendre le sein que deux fois par jour, le matin et le soir. En s'y prenant de cette façon, on évite de se mettre au lit comme quand on vient d'accoucher. Il suffit seulement de se bien garnir. L'exercice et la sueur sont nécessaires. L'humidité et le froid sont dangereux. Une nourriture sobre et légère, quelques boissons apéritives, la liberté du ventre et quelques purgatifs sont autant de moyens qui concourent à faire dissiper le reste de la partie laiteuse.

Lorsque l'on est dans le dessein de sevrer les enfants, il faut s'y disposer un mois d'avance, et l'on ne doit le faire que dans la belle saison, c'est-à-dire dans l'été; dans ce temps, le lait s'évacue bien plus aisément.

Comme nous avons indiqué plus haut les soins qui regardent celle qui nourrit, nous croyons ne devoir envisager actuellement que ceux qui appartiennent au nourrisson.

L'enfant ayant atteint l'âge de deux ans environ, a acquis plus de force, tant de la part de son estomac que du côté de la bouche, qui est alors en état de recevoir et de broyer les aliments qui doivent fournir des sucs propres à la force et à la constitution de son tempérament. Mais, quoique tout semble annoncer qu'il est alors susceptible d'un régime à peu près égal à celui de l'homme, il serait cependant dangereux de le faire passer trop promptement d'une nourriture purement fluide et mucilagineuse à une nourriture trop substantielle et qui demande une plus grande élaboration.

Sur ces principes, il est donc nécessaire que celle qui allaite l'enfant, le dispose au sevrage. Pour y parvenir, elle doit lui donner à téter moins souvent qu'elle n'avait coutume de faire dans la journée, et pour ne point priver l'enfant de la nourriture que son âge et ses forces exigent, elle doit y suppléer par une bouillie faite avec de la mie de pain blanc, ainsi que nous l'avons déjà prescrit. Si l'enfant paraît altéré, il faut lui donner à boire de l'eau d'orge ou de l'eau de riz. Dans le temps des cerises ou des groseilles, on peut le désaltérer avec le suc de ces fruits, pourvu qu'ils soient bien mûrs, et qu'il y ait un intervalle suffisant entre cette boisson et les aliments laiteux. On l'accoutumera encore à sucer un petit biscuit trempé dans du lait. On pourra aussi lui donner, dans le courant de la journée, quelques cueillerées de bouillon bien dégraissé, dans lesquelles on aura mis de la crème de riz. La gelée de viande, bien faite, n'est point nuisible.

L'enfant étant plus âgé, sa nourriture doit être simple : le potage, la bouillie, telle que nous l'avons prescrite, et tous les farineux en général, soit au gras ou au lait, sont ce qui lui convient le mieux. Mais comme le changement de nourriture en occasionne un quelquefois du côté de l'estomac, tous les aliments laiteux s'aigrissent ; si cela arrive, il faut lui donner des panades, et accommoder les farineux à l'eau, auxquels on ajoutera un peu de sucre et de fleur d'oranger, suivant les circonstances. On peut encore lui donner des œufs à la coque, ou broyés dans du bouillon, ou au lait.

Quant à la viande, moins on en donne aux enfants, et mieux ils se portent. Cependant, si on veut leur en donner, que ce ne soit qu'une fois par jour et surtout du bœuf ou du mouton bouilli ou rôti. Le veau, étant trop froid, trop relâchant, n'est pas une viande assez faite pour que les enfants en doivent faire leur nourriture. Les ragoûts, en général, et tous les mets épicés, sucrés ou mielleux ainsi que les boissons trop spiritueuses, toujours capables d'animer le sang et d'agacer les fibres nerveuses de l'estomac, sont nuisibles aux enfants. Un appétit trop excité est souvent la cause d'une infinité de maladies et du dérangement de la santé des enfants.

Leur déjeûner peut être une soupe au lait, un potage au gruau, à l'orge mondé, au riz battu, etc.; un morceau de pain sec ou graissé d'un peu de beurre, est ce qu'on peut leur donner de plus sain, surtout si ce pain est rassis et de pâte ferme. Le pain mollet ou trop tendre leur est nuisible ; la mie de ces sortes de pain se pelote dans l'estomac, et ce n'est plus qu'un corps mat et pesant, qui ne peut être bien digéré. Si les enfants ont soif, la petite bière ou le vin bien trempé sont préférables au thé, au lait, à la limonade ; mais l'eau est pour les enfants la meilleure de toutes les boissons. C'est un bon dissolvant, il facilite la digestion alimentaire, et porte avec lui une force et une fraîcheur que n'ont pas les boissons spiritueuses qui, loin de favoriser le développement des organes, tendent plutôt à en arrêter les progrès, par le racornissement de la fibre qu'ils manquent rarement d'exciter.

Il est également dangereux de surcharger l'estomac des enfants, parce qu'alors cet organe ne peut plus jouir des mouvements qui lui sont nécessaires pour opérer la digestion désirée. On ne doit pas non plus laisser l'enfant trop longtemps sans manger, parce que l'estomac qui cesse d'agir, doit nécessairement souffrir lorsqu'on le surcharge, comme cela ne manque pas d'arriver lorsqu'on mange avec la précipitation inévitable après une longue abstinence. Il faut donc faire manger les enfants peu et souvent ; de cette façon on entretiendra une action régulière de l'estomac, telle qu'il la faut pour une bonne digestion.

VI.

Des mouvements de l'âme des enfants.

C'est avec le mouvement que nous commençons notre existence ; nous la terminons quand il nous abandonne. Le mouvement nous conduit à la mort. En travaillant à maintenir notre vie, il forme nos humeurs et les détruit ; il arrose nos fibres et les dessèche ; il nous nourrit et nous consume. Tout ce qui respire ne vit que par le mouvement : il semble cependant que plus nous sommes près de notre naissance, plus le mouvement est rapide.

Il n'est point d'âge où l'exercice soit plus nécessaire que dans l'enfance, aussi voit-on peu d'enfants qui n'aiment à s'agiter. Nous sommes si remplis d'humeurs dans cet âge tendre que, sans un mouvement continuel, il ne pourrait s'en faire une circulation et une dépuration parfaite. La nature semble nous dicter dans l'enfance ce que la raison nous dit dans tous les autres âges de la vie. Le moindre objet qui frappe les enfants fait éclater leurs passions, les mouvements les expriment ; on les voit s'agiter de mille manières différentes, aussitôt qu'ils peuvent se mettre en liberté.

Mais quelle bizarrerie est la nôtre, au lieu de favoriser leur penchant naturel, nous les contrarions depuis le moment qu'ils respirent jusqu'à celui où ils deviennent maîtres de leurs volontés. Les maillots dans lesquels on les renferme, nous le répétons encore, outre des inconvénients sans nombre, ont encore celui de gêner cette liberté nécessaire. Ces membres, qui n'ont de force qu'autant qu'ils agissent, ne peuvent plus soutenir le moindre effort ; aussi la plupart des enfants élevés dans les maillots se soutiennent-ils avec peine au bout de deux ans ; tandis qu'à cet âge on abandonne les enfants à eux-mêmes dans certains pays. Ces tendres victimes ont vainement recours aux cris, on ne les écoute pas : on attribue fort souvent à leurs dents ce qui ne vient que de leur gêne. Cela est si sensible, que quand ils ont assez de force, ils secouent eux-mêmes leurs liens, rejettent les maillots dont on les couvre, et agitent leurs membres avec une espèce de volupté, comme on peut s'en convaincre, lorsqu'on les remue ou qu'on les démaillote.

VII.

De l'exercice des enfants et des avantages de l'air.

C'est encore le défaut d'exercice qui rend les

enfants si gros, si bouffis; plus on les ménage, plus on les rend faibles et languissants; les enfants des paysans sont ordinairement plus forts que ceux qui sont élevés dans les villes; l'air salubre de la campagne en est certainement la principale cause, mais il faut l'attribuer aussi au grand exercice qu'ils font. Les sauvages et les Péruviens sont très-forts, parce qu'ils n'ont point été gênés dans leur enfance. Les petits nègres commencent à se soutenir sur leurs jambes dès le second mois de leur naissance; et, quand ils n'en ont pas la force, ils se traînent sur les genoux et sur les mains. Cette habitude les rend beaucoup plus légers et beaucoup plus vigoureux. Nos enfants pourraient donc jouir des mêmes avantages s'ils étaient moins ménagés. Dans le beau temps il est facile de donner de la liberté aux enfants, il faut les vêtir légèrement, tendre un tapis à terre et les mettre dessus. Il serait encore mieux de les laisser dans une prairie dont l'agréable verdure les réjouirait, et la sérénité leur donnerait des forces. C'est là, qu'accompagnés d'un surveillant actif, on les verrait s'efforcer de rejeter la faiblesse de l'enfance; leurs yeux, leurs bras, leurs jambes, agissant de concert, feraient éclater la grandeur du Créateur et les facultés de la créature.

VIII.

Des maladies des enfants.

Comme nous avons exposé ci-devant quelques-unes des maladies qui attaquent les enfants dans les premiers temps de leur naissance, nous croyons devoir nous occuper actuellement des maux qui peuvent les affecter lorsqu'ils sont en état de prendre une nourriture différente de celle que les premières années exigent.

Et, dans ces circonstances, le traitement n'en doit être confié qu'à des personnes prudentes et instruites. Il en est de même pour la plupart des maladies des adolescents et des vieillards. Il faut surtout se défier de ces hommes à grandes promesses. Tous remèdes annoncés sous le nom de secrets, doivent être suspects; la vraie médecine n'a rien de caché : sa marche est régulière, sa doctrine est éclairée, l'amour du bien public guide ses actions. Que de familles privées d'héritiers par une confiance aveugle ! On ne peut donc porter trop d'attention dans le choix de ceux auxquels on confie sa santé, et particulièrement celle des enfants qui, dénués de l'usage de la raison et du discernement, sont entre les mains de leurs parents ou de ceux qui sont chargés de leur éducation, comme une machine qui agit et se gouverne à la volonté de celui qui la conduit. Quel aveuglement n'est-ce pas de confier ainsi ce que l'on a de plus cher à des hommes dont on ignore la capacité, tandis que l'on refuse sa confiance à des hommes instruits, ou que l'on néglige de profiter des avis répandus dans les différents ouvrages qui sont écrits d'après les expériences les mieux constatées !

Si ces prétendus guérisseurs étaient aussi exacts à produire le tableau des effets de leur ignorance qu'ils le sont à faire éclater quelques cures que le hasard a rendues heureuses, parce que la constitution du sujet était propre à l'application de leur spécifique, nous osons affirmer que le premier tableau serait beaucoup plus grand que le second. Des vaines promesses de ces destructeurs de l'humanité, naît encore un autre inconvénient. La facilité que ces imposteurs font envisager dans leur traitement, fait que les hommes ne craignent plus de se livrer à tout ce que la violence de leur passion peut leur suggérer.

IX.

Des vers.

La maladie que l'on nomme *vermineuse* attaque plus communément les enfants, parce qu'ils aiment tellement les fruits, que l'on ne cesse de leur en donner, sans faire attention que leur estomac n'ayant point assez de force pour les digérer, il en résulte toujours des crudités et des sucs acides dont la fermentation fait éclore des vers à cause de la putréfaction que ces aliments acquièrent dans l'estomac. Les signes qui annoncent cette maladie, et qui constatent que les vers occupent les premières voies, *sont les rapports aigres que l'odeur de la bouche manifeste, la salivation, le vomissement, le hoquet, la soif, l'appétit tantôt vif tantôt languissant, le ventre gonflé, les tranchées, la diarrhée, les déjections glaireuses ou putrides et l'accablement;* outre tous ces signes, les enfants qui sont attaqués des vers, ont le visage alternativement pâle et rouge; ils ont des démangeaisons au bout du nez, d'autrefois des frayeurs, pendant le sommeil, des grincements de dents, des convulsions, etc.

Quelques-uns toussent; il y en a qui ont des anxiétés, des défaillances et des sueurs. Les vers excitent encore quelquefois une fièvre aiguë; enfin, ces vers sortent tantôt par la bouche, tantôt par le fondement. Si les vers excitent la fièvre, on doit observer qu'elle prend quelquefois le caractère de putride ou de maligne, selon le cours des circonstances. La respiration laborieuse, le ventre tendu, les yeux en convulsion, les extrémités froides, le pouls effacé, sont des signes mortels.

Il est bon d'observer que les enfants ne sont pas sujets aux vers que l'on nomme *ascarides*, que le *solitaire* est extrêmement rare à cet âge, et qu'on ne peut rencontrer ce dernier, qu'après qu'ils en ont rendu quelques portions. On fait encore mention, parmi les maladies des enfants, des vers *ombilicaux, des crignons et des cirons*. Les premiers ne sont que de vrais lombrics, qu'on dit percer les intestins et l'ombilic; quant aux autres, ils appartiennent aux maladies de la peau.

Il ne faut pas confondre les différentes espèces de vers, les ascarides sont ronds et courts, ce qui les fait distinguer des *strongles* qui sont ronds et longs et du ver solitaire qui est long et plat. Les ascarides sont blancs et pointus par les deux bouts ; ils occupent ordinairement l'extrémité du *rectum* près de l'anus ; on les y trouve en très-grand nombre, et en paquets collés les uns aux autres par une matière visqueuse.

On juge de la présence de ces sortes de vers par une démangeaison très-vive à l'anus ou aux parties naturelles, et par l'inspection des selles qui en sont toutes chargées, et enfin, par un amaigrissement, un affaissement et une chaleur extraordinaire du bas-ventre. Les lombrics sont de la même espèce que les strongles ; ils sont longs d'un demi-pied et gros comme un tuyau de plume.

Quant au ver solitaire, il est très-long, blanc, plat et articulé ; il s'engendre dans les intestins. On donne le nom de *solitaire* à ce ver, parce qu'on croit qu'il est seul, quoique cela ne soit pas constant. Les signes qui en annoncent le séjour ne sont point différents de ceux qui font connaître l'existence des autres vers. La couleur d'argile qu'ont les selles, le grand amaigrissement et principalement l'excrétion de quelques particules de ce ver, sont les signes les plus constants qu'il existe.

Les *crignons* sont des vers qui viennent aux bras et aux jambes des enfants ; ils font sécher leur corps de maigreur, en consommant le suc qui y est porté à ses parties, et les empêchent de dormir jour et nuit.

Le *ciron* est un ver qui passe pour le plus petit de tous les animaux. On le nomme *ciron* parce que la cire est sujette à être rongée par ce ver quand elle est vieille. Il se traîne sous la peau qu'il ronge peu à peu ; il y cause de grandes démangeaisons et de petites ampoules, sous lesquelles on le trouve caché quand on les pique.

Pour les vers strongles et les lombrics, vers auxquels les enfants sont le plus assujétis, faites-leur avaler à jeun du lait dans lequel vous aurez fait bouillir deux ou trois têtes d'ail.

La poudre d'écorce d'orange amère, infusée une nuit dans du vin, est aussi très-bonne. Elle se prend à jeun au poids de six à douze grammes, suivant l'âge du malade. On peut aussi la donner dans quelques cuillerées d'huile de noix; car l'huile est excellente contre les vers, de même que le beurre, parce que l'un et l'autre, l'estomac étant vide, les embarrassent plus facilement et les étouffent.

Ces deux remèdes sont également très-bons pour les adultes.

Pour les crignons, il suffit de laver l'enfant avec de l'eau tiède, puis ensuite de lui frotter tout le corps avec du miel. On verra alors ces vers montrer leur tête, et on profitera de cette occasion pour les faire tomber au moyen d'un linge un peu rude, qu'on passera sur tout le corps, mais particulièrement sur le dos.

Pour faire sortir les cirons, il n'y a rien de meilleur que de les frotter avec de l'eau dans laquelle on aura délayé du fiel de bœuf.

Comme nous ne nous occupons maintenant que des maladies communes aux enfants, nous renvoyons à un autre chapitre l'indication des meilleurs remèdes contre les *ascarides* et le *ver solitaire*.

X.

De la dentition.

Les peines et les fatigues que l'enfant a essuyées pour venir au monde ne sont point les seules qui lui soient réservées; à peine jouit-il de la vie tranquille, qui semble être pour lui l'état le plus heureux, que ses jours sont menacés du plus grand danger. A mesure que l'enfant acquiert de la force, la nature lui dispose secrètement les instruments dont il aura besoin un jour pour diviser et broyer les aliments destinés à sa nouvelle nourriture. Jusqu'à ce moment, les gencives, recouvertes de leurs membranes, étaient suffisantes pour la succion du lait, pour la bouillie, la soupe, etc. Ce temps va passer, et l'enfant touche au moment de jouir de la diversité de plusieurs autres mets plus substantiels ; mais que ce passage d'une nourriture à une autre lui coûtera de pleurs, de maux et de douleurs! Lorsque la nature a disposé son ouvrage intérieurement, et qu'elle lui a donné toute la perfection qui dépend d'elle, elle est jalouse de la faire paraître; c'est alors qu'elle réunit toutes ses forces pour surmonter les obstacles qui s'opposent à son travail. La dent, renfermée dans l'alvéole, et recouverte extérieurement par la gencive, est un levier qui a deux points de résistance à surmonter. La partie de la dent, où doit se former le collet, s'arcboute dans le fond de l'alvéole, tandis que la couronne, qui s'élève et grandit, soulève, presse et tâche de rompre et de désunir les gencives. De cette double opération résulte nécessairement une complication d'accidents, c'est-à-dire le tiraillement, la distension et la compression, et, par une suite nécessaire, un bouleversement et un dérangement dans toute l'économie animale. Les gencives s'irritent, se distendent; les conduits salivaires s'enflamment; les digestions s'opèrent mal; le système nerveux entre en contraction, et bientôt l'enfant y succombe, si on ne lui administre pas les secours convenables. Telle est la triste situation dans laquelle un enfant de six à sept mois commence à entrer, situation qui se caractérise par la démangeaison des gencives, par la salivation abondante, le dévoiement d'une matière verdâtre ou jaunâtre, semblable à des œufs brouillés; enfin, par la distension des gencives, leur ulcération, leur gonflement, leur inflammation et par des ophthalmies, des furoncles, même assez souvent par des convulsions et des insomnies. Ces accidents sont simples, quand il n'y a que les premières dents qui paraissent; mais ils sont compliqués, lorsqu'il en paraît plusieurs à la fois.

Tous les enfants éprouvent ordinairement une partie de ces accidents, parce qu'il est rare que l'homme naisse avec des dents; mais comme il y en a des exemples, le fait ne peut pas être contesté.

Si la nature paraît dure et violente dans ce moment, elle se conduit cependant de façon à ménager l'enfant. Elle n'emploie d'abord ses forces, que pour faire paraître les deux dents incisives de la mâchoire inférieure, les plus proches de la symphise du menton. Dans ce moment les gencives sont très-distendues, et leur partie supérieure est marquée d'une ligne blanche qui annonce la présence de la dent que l'on peut sentir avec le bout du doigt. Dès que la dent est à ce degré, on peut fendre la gencive pour faire cesser les accidents. Ces dents sont ordinairement étroites, peu épaisses, tranchantes et dentelées par la partie qui touche les gencives, leur forme et leur disposition en facilitent la sortie. Dès que celles-ci sont dans cet état, les grandes incisives de la mâchoire supérieure se disposent à paraître; l'enfant éprouve donc successivement les effets de la sortie des dents. La même chose arrive pour les autres incisives tant supérieures qu'inférieures; et ce travail s'étend jusqu'à la fin de la première année.

Cette époque passée, l'enfant est environ un mois ou deux à jouir d'une assez bonne santé; mais, après ce temps, les alvéoles des canines commencent à se gonfler, et les gencives à se distendre. L'éminence pointue de la canine s'élève la première, et forme un petit point blanc très-fin d'abord, au lieu d'une trace, comme nous l'avons fait observer pour les incisives, ce point s'agrandit et s'élargit circulairement; et pendant tout ce temps les accidents ne sont pas bien graves. Mais si la gencive est trop épaisse, et que les bords déchirés se renversent et forment un bourrelet, alors comme la partie de la couronne qui suit la pointe n'est pas tranchante, mais ronde, toute l'action dépend de la nature; ce qui augmente les accidents. Dans le même temps aussi que les canines commencent à vouloir paraître complètement, les petites molaires, de lait, de l'une et de l'autre mâchoire, donnent des signes de leur apparition prochaine. Leurs gencives s'élèvent et s'élargissent presque carrément; elles diminuent d'épaisseur à l'endroit qu'occupent les éminences de la couronne de la dent; alors, si on examine de près l'action de la nature, on découvre que toutes les fibres latérales des gencives sont rejetées dans le centre de la couronne de la dent; et tout est disposé de façon que l'on aperçoit quatre petits points blancs, deux antérieurs et deux postérieurs. Cette première opération terminée, le centre de la couronne de la dent est rempli d'un tubercule bridé, qu'il faut que le restant de la couronne rompe, pour que la dent paraisse entièrement. Pendant que cette dernière opération se dispose, les éminences paraissent, et la difficulté que la couronne éprouve à rompre la bride, donne lieu aux convulsions : pour les prévenir, il faut avoir l'attention d'emporter cette portion de gencive.

Ce que nous venons de dire pour les petites molaires de lait, arrive également pour les grosses molaires du même nom. C'est errer d'assurer que la sortie complète des vingt dents de lait est terminée lorsque l'enfant a atteint l'âge de deux ans; cette règle n'est pas constante, puisqu'il y a des enfants de trois et de quatre ans qui n'ont pas leur vingt dents complètement sorties. La disposition de la mâchoire, la constitution du sujet, celle de la dent, et le plus ou moins d'épaisseur des gencives provoquent ou retardent la sortie des dents.

L'enfant muni de ses vingt dents de lait, est regardé par quelques personnes, comme à l'abri des accidents de cette opération de la nature. Mais quelle est la surprise des parents, lorsqu'à l'âge de quatre à cinq ans, ils voient leurs enfants languissants et souvent dépérir? Leur étonnement serait moins grand s'ils observaient les nouveaux efforts de la nature pour faire paraître quatre autres dents, deux en haut et deux en bas. Ces dents, formées d'un suc plus substantiel, sont plus fortes et plus grosses que les vingt dents qui ont paru; elles doivent nécessairement agir avec plus d'action : aussi occasionnent-elles une fièvre bien caractérisée, le dégoût, les envies de vomir, le dévoiement (présage heureux) en un mot, un absorbement universel et des convulsions souvent mortelles, *quand la constipation s'y joint*. Ces dents demandent la même opération que les molaires de lait. Quand on reconnait que les gencives seules forment tout l'obstacle, il faut les fendre en quatre et en emporter les angles, de façon que la couronne soit bien à découvert. C'est ici que se bornent à peu près les accidents de la dentition. L'enfant est alors muni de vingt-quatre dents qui le mettent en état de broyer des aliments solides. Vers la septième ou la huitième année s'annonce la sortie des quatre autres dents permanentes, que l'expérience prouve ne pas occasionner des accidents aussi graves que ceux de la sortie des premières dents, ou dents de lait.

XI.

Moyens de remédier aux accidents de la dentition.

L'irritation des gencives, leur inflammation et la compression qu'elles reçoivent de la part de la dent, et enfin, le degré d'âcreté qu'acquiert la salive occasionnent presque toujours un picotement qui engage les enfants à mâcher, sucer ou presser tout ce qui se rencontre entre leurs gencives. On est dans l'habitude de leur donner un hochet de cristal, que l'on croit très-propre à rafraîchir leur bouche. Il n'est pas bien prouvé que ce moyen soit aussi utile qu'on se le figure; il semble même que cette espèce de répercussif est plus propre à durcir les gencives et à s'opposer à la sortie des dents. Ceux qui prétendent que la gencive, qui se trouve alors entre deux corps durs (la dent et le hochet), est plus promptement rompue, n'ont pas réfléchi qu'en pressant ainsi la dent par la partie supérieure, on ne fait qu'augmenter la compression dans le fond des alvéoles. Il est plus sûr de donner aux enfants une racine de guimauve que l'on aura fait bouillir dans une eau mieillée, tant pour amollir cette racine que pour la rendre émolliente, et, conséquemment plus propre à affaiblir le tissu des gencives qui se déchirera plus facilement. Une couenne de lard, avant qu'il ait été salé, est encore très-propre à produire cet effet : c'est l'usage des gens de la campagne ; et il périt fort peu de leurs enfants.

Les accidents qui excitent la démangeaison des gencives produisent également l'irritation des glandes et des conduits salivaires : de là vient que les enfants salivent beaucoup. Ce que l'on peut faire de mieux, en pareil cas, c'est de leur promener souvent dans la bouche les racines de guimauve ou de réglisse préparées, comme nous l'avons indiqué ci-dessus.

XII.

Des convulsions.

On ne doit appeler *convulsion*, dans la circonstance présente, que ces mouvements spasmodiques, ces tensions des membres, en un mot ces dérangements des yeux et de la bouche, qui ne dépendent que d'une cause passagère, telle que la sortie des dents, et qui ne reparaissent point après. Il ne faut pas confondre les convulsions avec cette autre maladie que l'on nomme *cauchemar*, auquel les nourrissons sont sujets, et qui dure jusqu'à l'âge de sept ans. Il faut encore observer que, si l'enfant est attaqué des convulsions après le temps de la dentition, cette maladie, qui a des retours périodiques et des causes permanentes, prend le nom de *convulsion épileptique*, pour la distinguer des convulsions de la dentition. Nous allons exposer les signes de chacune de ces maladies.

L'agitation qu'éprouvent les enfants en dormant, la difficulté de la respiration qui les met en sueur, les cris qu'ils font en dormant, comme si quelque chose les effrayait, et la tranquillité dont ils jouissent à leur réveil, caractérisent le cauchemar. On reconnaît l'épilepsie à la perte du sentiment et de la connaissance; dans cette circonstance, les malades font des contorsions horribles, les yeux se renversent, et à la fin de l'accès, la bouche écume; le visage s'enfle et devient violet, la langue s'épaissit et sort quelquefois de la bouche. Les hurlements, le gonflement du ventre et l'élévation de l'estomac, l'incontinence de l'urine et celle des matières fécales, accompagnent encore cet état affreux. Les enfants peuvent être sujets à cette maladie par les efforts de la dentition et par ceux des vers; par la rentrée des éruptions cutanées et par les suppressions de différents petits cautères que la nature s'était ouverts. Il faut approfondir ces causes.

Nous avons distingué les convulsions en *mouvements* et *tensions*, pour faire concevoir ce qu'on doit entendre par convulsion simple et par convulsion spasmodique.

Dans les mouvements spasmodiques convulsifs, l'enfant perd toute connaissance, au lieu qu'il la conserve dans la tension convulsive. Dans l'un et l'autre cas, la respiration souffre peu. Le siége de ces deux espèces de maladies est ordinairement dans les muscles, ce qui peut les faire rencontrer sur différentes parties; et c'est, eu égard au siége de cette maladie, que l'on a nommé *spasme cynique* la convulsion qui éloigne les deux angles de la bouche; *ris sardonien*, celle qui tient les lèvres et les joues écartées; *strabisme*, celle qui s'empare des yeux; *tétanos*, quand elle attaque les muscles fléchisseurs et extenseurs du corps, au point de tenir toute la machine raide et immobile; *emprosthotonos*, quand les muscles fléchisseurs du cou sont entrepris, et qu'ils le font plier en avant; *opisthotonos*, quand cet accident arrive aux extenseurs.

Dans les convulsions simples, quoique les enfants ne puissent parler, agir, ni s'exprimer, il y en a cependant qui voient, entendent, et qui même conservent le souvenir; ce qui n'est pas dans les mouvements ou spasmes convulsifs.

Nous ne nous étendrons pas davantage sur cet article, persuadé que ce que nous avons dit suffira pour ne point faire prendre le change. D'ailleurs si, dans les convulsions, les enfants rendent des matières verdâtres, qu'ils vomissent et qu'ils aient le cours-de-ventre; qu'en outre ils n'aient pas toutes leurs dents, et que la bouche annonce la sortie des dents, on ne doit point soupçonner d'autre cause que la dentition. Quant aux remèdes et à la manière de les administrer, il vaut mieux attendre après l'accès, et en confier le soin à un médecin éclairé.

XIII.

De l'hydropisie du cerveau.

La sortie des dents ne se borne pas aux accidents que nous venons d'exposer, principalement si les convulsions se sont emparées plus particulièrement de la tête. Les contractions violentes qu'éprouve cette partie peuvent occasionner la rupture de quelques vaisseaux lymphatiques; ce qui donne naissance à un épanchement et à une collection d'eau, tantôt sous la peau, tantôt sous le crâne, soit entre cette boîte et la dure-mère, soit au-dessous de cette enveloppe plus ou moins profondément, et quelquefois jusqu'aux ventricules du cerveau, qui en sont presque inondés. On a nommé cette maladie *hydrocéphale.*

Dans cet état facile à reconnaître, les enfants qui en sont attaqués sont pâles, faibles et languissants; leurs yeux sont saillants et mornes; ils ont de légères convulsions de la bouche et des paupières, sont sujets à de fréquents grincements de dents; et leurs dents sont tardives à percer. La médecine et la chirurgie ont des droits bien légitimes sur la guérison de cette maladie, *et l'on doit leur en confier le soin.*

XIV

De la rougeole.

Plus on considère l'homme, plus on est forcé de reconnaître l'état humiliant dans lequel il est né; c'est par les douleurs qu'il vient au monde, c'est avec elles qu'il vit, et c'est par elles qu'il cesse d'être. A peine l'enfant est-il échappé des accidents de la dentition, qu'il a encore deux ennemis à combattre : la rougeole et la petite vérole s'il n'a pas été vacciné, et qui rarement n'exercent pas leur empire sur lui. Ces deux ennemis sont d'autant plus cruels, que, d'un bel homme ou d'une belle femme, ils font très-souvent des objets défigurés. Nous allons traiter chacune de ces maladies en particulier.

La rougeole est une maladie de la peau qui est d'abord recouverte de nombre de petites taches rouges, assez semblables à des morsures de puces; ces taches s'agrandissent et acquièrent la forme d'une morsure de punaise; elles se rapprochent, se multiplient, et forment des espèces de plaques qui occupent différentes parties du corps. Jusqu'à ce moment, les taches ne sont point sensibles au toucher; mais, vers le quatrième jour, elles s'élèvent, s'unissent, et forment des espèces de grappes très-resserrées que le tact découvre facilement. Le visage est la première partie sur laquelle la rougeole se place; aussi les premiers symptômes s'y déclarent-ils. Les maux de tête se font ressentir; les paupières s'enflent; le visage est enflammé, et les yeux sont étincelants et larmoyants : la fièvre et le frisson se déclarent. La rougeole venant à gagner les autres parties du corps, le vomissement, les maux de gorge, la toux sèche, l'absorbement, les anxiétés, les éternuements, les douleurs aux lombes, le cours-de-ventre et l'hémorrhagie, annoncent l'éruption après laquelle ces accidents subsistent encore quelquefois pendant quelques jours. Quoique cette maladie ait des symptômes effrayants, cependant les observations prouvent qu'elle n'est point dangereuse, quand le traitement en est bien suivi.

Si, dans la violence de la toux, on fait usage des remèdes chauds pour faciliter l'éruption, c'est mettre l'incendie dans toute la machine, et exciter l'inflammation de la poitrine, la phthisie et toute autre maladie de langueur. La grosseur et le nombre des pustules ne doivent point effrayer, quand l'éruption se fait le quatrième jour ; mais si elle se fait ou plus tôt ou plus tard, cette irrégularité de marche annonce le mauvais caractère de la fièvre ; l'éruption est quelquefois répercutée, des taches pourprées la compliquent et le malade succombe en peu de jours : s'il en réchappe, le dévoiement se met de la partie, la toux devient fréquente, et les petits malades meurent tôt ou tard de consomption.

XV.

De la petite vérole.

La petite vérole, ainsi que beaucoup d'autres maladies, a excité les recherches des médecins ; et la différence des boutons a été la cause des opinions et des divisions auxquelles on a assujéti cette éruption. Nous n'entreprendrons point d'exposer les sentiments des auteurs ; nous nous renfermerons dans les trois classes des petites véroles, *la discrète*, *la confluente* et *la volante* ou *vérolette*. Quoique, dans le fond, ces trois espèces de maladies paraissent les mêmes, cependant, eu égard à leurs symptômes et à leurs paroxismes, il n'est pas inutile d'être instruit des particularités de ces maladies.

De quelque nature que soit la petite vérole, elle est presque toujours annoncée par la fièvre et le frisson, par les douleurs de tête et du dos, par l'éternuement, l'assoupissement, les envies de vomir, les lassitudes, l'inflammation du visage, l'ardeur des urines, etc. On ne peut pas donner une idée exacte de tout ce qui se passe dans la petite vérole, à cause des variétés sans nombre auxquelles elle est soumise : il est également difficile de fixer l'âge auquel elle paraît. Elle attaque plus particulièrement les enfants et les jeunes gens; mais quelquefois aussi les adultes, chez lesquels elle est le plus dangereuse. On a encore observé que cette maladie est épidémique et contagieuse. Si un des enfants a la petite vérole, et que les autres ne l'aient pas, il est bien rare qu'ils ne soient pas attaqués. Cette éruption vient même quelquefois à ceux qui sont autour des malades et qui les servent, quoiqu'ils aient été vaccinés ou qu'ils en aient déjà payé le tribut. Enfin, cette maladie a trois périodes différentes : le commencement, l'état et le déclin : les grains qu'elle produit à la surface de la peau, ont aussi trois caractères différents, et leurs effets sont au nombre de trois, et quelquefois quatre.

La différence qu'il y a entre la petite vérole discrète et la confluente, ne dépend que de la quantité des grains, de leur caractère, et de la violence des symptômes que nous avons exposés ci-dessus.

La petite vérole est regardée comme confluente, si les signes qui doivent caractériser la maladie, sont violents; que les pustules élevées et rapprochées l'une de l'autre paraissent avant le quatrième jour, et que l'enflure générale soit plus considérable. La sortie complète des boutons est l'état de la maladie, et lorsque les pustules suppurent et se dessèchent, ce temps est nommé le *déclin*, parce qu'alors les accidents commencent à disparaître plus ou moins vite.

Dans la petite vérole discrète, les pustules, qui ne paraissent que le quatrième ou le cinquième jour, sont séparées l'une de l'autre; elles sont moins grosses, moins élevées; mais quelquefois aussi plus graves que dans la petite vérole confluente.

La vérolette, ou petite vérole volante, diffère des deux autres espèces de petites véroles que nous venons d'exposer, tant par la qualité des pustules, et par les accidents, que par les symptômes qui ont coutume de l'accompagner.

La vérolette n'est, à la bien considérer, qu'une éruption critique de pustules séreuses, transparentes, et éparses sur toute la peau, qui se montrent après un jour de fièvre simple, et qui disparaissent et se sèchent le troisième jour, sans avoir passé par l'état de la suppuration : cette maladie est quelquefois épidémique.

Dans cette maladie, la fièvre qui accompagne la fermentation et qui doit précéder l'éruption, est ordinairement bénigne, éphémère, accompagnée quelquefois de malaise, de dégoût; mais rarement de vomissement, de saignement de nez, comme il arrive dans les deux autres espèces de petites véroles.

Dans le second temps, c'est-à-dire celui de l'éruption, ce ne sont point de ces boutons rouges, enflammés, souvent d'une couleur pourprée, ni d'une forme conique ou lenticulaire; mais ce sont des boutons mous, détachés de la peau et plus sphériques que lenticulaires, en un mot, plus larges dans leur corps que dans leur base. S'ils ont paru rougeâtres dans la première heure, avant la fin du jour ils deviennent pâles, ternes, et n'offrent plus que des vésicules remplies d'une lymphe purement séreuse et blanchâtre ; alors ils ont la forme d'un pois : la suppuration n'a pas lieu dans cette maladie. Le lendemain de l'éruption, les pustules se retrécissent, se rident, et commencent à laisser échapper une humeur lymphatique, sans croûte ni congélation, ni cercle rouge et livide, que l'on observe dans la petite vérole cristalline.

A la fin du troisième jour, la vésicule, affaissée et flétrie, n'a plus de forme distincte dans la vérolette ; ce n'est plus qu'une croûte inégale sur l'épiderme, et son dessèchement est prompt, à moins que l'enfant ne l'arrache en y portant les doigts, ou en se grattant.

Ce qui distingue enfin la vérolette de la petite vérole, c'est que les pustules de la première laissent des taches sans enfoncements, au lieu que les pustules de la petite vérole creusent proportionnellement à la quantité et à la qualité de l'humeur variolique. Nous ferons encore observer que les progrès de la vérolette ne sont pas aussi à craindre que ceux de la petite vérole confluente ou discrète. Celles-ci attaquent les yeux, la bouche, le nez, etc; défigurent quelquefois complètement : ce que ne produit pas la vérolette.

XVI.

Des fièvres.

La fièvre attaque assez familièrement les enfants, et si le pouls des enfants n'est pas toujours un guide sûr, la chaleur quelquefois brûlante de la peau, la rougeur du visage, la soif, les sueurs, les inquiétudes, ne permettent pas de s'y tromper.

Les fièvres des enfants, tant aiguës que lentes, sont presque toutes symptomatiques ; telles sont parmi les fièvres aiguës, la fièvre éphémère qui précède les éruptions cutanées et qui en dépend ; la fièvre ardente occasionnée par les vices de la digestion, la catarrhale, la vermineuse, celle qui vient de la dentition, etc. Les obstructions du mésentère et des autres viscères sont la source ordinaire des fièvres lentes. Quant aux fièvres continues des enfants, elles se terminent assez souvent par des tumeurs critiques : les fièvres intermittentes sont à cet âge assez rares, et cependant les enfants au lait n'en sont pas exempts.

La fièvre éphémère se déclare presque toujours chez les enfants par des lassitudes, des inquiétudes, des chaleurs à la peau, par des sueurs et par la soif. Le commencement, l'état et le déclin de cette fièvre se font ordinairement dans l'espace de douze, vingt-quatre ou trente-six heures au plus. La terminaison que l'on peut mettre au nombre des aiguës, est ordinairement suivie de quelques éruptions de la peau qui en sont dépendantes ; la diète, la privation des aliments solides, et l'usage d'une tisane faite avec le chiendent, le nitre, et un peu de réglisse, terminent assez souvent cette espèce de fièvre dont on évite le retour en purgeant l'enfant une ou deux fois, eu égard à la violence de l'accès.

La fièvre ardente et aiguë se caractérise par une chaleur brûlante au toucher, inégale en divers endroits; très-ardente à la tête, à la poitrine, au ventre; tandis que cette chaleur est très-modérée aux extrémités. La sécheresse de toute la peau, celle des narines, de la bouche, de la langue, du gosier, des poumons et quelquefois du tour des yeux, accompagnent cette espèce de fièvre.

Outre les signes que nous venons d'indiquer, les fièvres ardentes sont encore accompagnées d'une respiration serrée, fréquente et laborieuse. La langue est sèche et comme brûlée, la soif est violente, elle cesse quelquefois tout-à-coup; le dégoût, les nausées, le vomissement, l'accablement extrême, la voix claire et aiguë, l'urine rouge et peu abondante, son âcreté, enfin la constipation du ventre ne donnent point lieu de douter du caractère de cette fièvre, qui reconnaît pour cause chez les enfants, des exercices trop violents, l'usage d'aliments trop échauffants, de difficiles digestions ou de mauvais sucs; les sucreries, les pâtisseries, la trop grande quantité de viande, ou des fruits qui ne sont pas assez mûrs, occasionnent souvent ces sortes de fièvres.

XVII.

Des engelures.

Les engelures sont des tumeurs enflammées qui viennent en hiver aux pieds, aux mains, aux talons, quelquefois aux coudes, au nez, aux oreilles, avec douleur, démangeaison, cuisson, et solution de continuité. Dans les commencements, ces tumeurs sont sans rougeur, sans chaleur et sans douleur; insensiblement elles prennent leur vrai caractère; et alors elles jettent une sérosité rousse et âcre qui occasionne souvent un ulcère très-considérable. S'il n'y a point de cause particulière chez les enfants, et que les engelures ne dépendent que du froid qu'ils auront essuyé, cette maladie n'est pas dangereuse, surtout quand on y remédie tout de suite. On conseille, en pareil cas, de garnir les pieds et les mains du mieux qu'il est possible, et de faire porter des gants ou des chaussons humectés d'esprit de vin. Si par négligence, ou par mauvais traitement, les engelures dégénèrent en ulcères, et qu'elles suppurent, il faut les traiter méthodiquement.

XVIII.

De l'incontinence de l'urine.

On ne voit que trop d'enfants ne pas pouvoir retenir leurs urines, et les laisser aller pendant la nuit. Plusieurs causes particulières et naturelles peuvent y donner lieu ; cela vient de la force du sommeil qui est naturel aux enfants en bonne santé, lorsqu'ils sont vifs, et se tourmentent toute la journée, et de la quantité de boisson qu'on leur fait souvent prendre dans le courant du jour, et quelquefois le soir à leur souper. Lorsque l'incontinence dépend des causes que nous venons d'alléguer, on peut éviter aux enfants des châtiments et des peines qu'on leur fait éprouver bien injustement. Il est ridicule de vouloir exiger de ces faibles créatures, de penser assez sérieusement pour interrompre leur sommeil, et, quand ils en auraient le désir, la nature ne serait-elle pas plus forte qu'eux ? Que l'on en juge par les douleurs que l'on ressent lorsque l'on est pressé d'uriner. Si ces vives douleurs n'interrompent pas leur sommeil, que peut-on exiger d'eux ? Nous conviendrons cependant qu'il y a des enfants naturellement indolents et qui craignent de se lever l'hiver : quand on les connaît tels, il faut leur donner peu à boire le soir ; et, comme il est assez rare que les enfants se couchent avec les adultes, il faut que les personnes chargées de les élever, les fassent uriner en les couchant et qu'elles les réveillent lorsqu'elles vont se coucher ; de cette manière, on se garantira d'une malpropreté désagréable pour soi-même, et préjudiciable aux enfants.

A mesure qu'ils grandiront, ils s'habitueront à se réveiller; et bientôt ce défaut n'existera plus chez eux.

Néanmoins il y a des enfants chez lesquels les muscles du sphincter de la vessie sont si faibles, que, pour peu que l'urine pèse dessus le sphincter de ce muscle, il se dilate, et l'urine passe sans que l'enfant s'en aperçoive. L'évacuation de l'urine dans les vêtements de l'enfant, même pendant le jour, caractérise suffisamment cette faiblesse des parties. Dans une pareille circonstance, il y aurait de la témérité de vouloir forcer un enfant à maîtriser la nature; il faut prendre patience, le mettre à un régime un peu sec, si son tempérament le permet; on conseille encore de le faire coucher sur un matelas composé de plantes aromatiques : nous n'ajoutons pas grande confiance à ce remède; mais comme la tentative n'en peut être dangereuse, il est bien d'en faire l'épreuve.

XIX.

De la coqueluche.

La plupart des enfants sont sujets, vers la deuxième année et dans un âge plus avancé à une affection que l'on nomme *coqueluche;* c'est une espèce de catharre accompagné de fièvre, de mal de tête, de faiblesse, de difficulté de respirer, de toux opiniâtre, violente, quinteuse, avec des douleurs vagues. Cette maladie a coutume de commencer par un enrouement qui affecte bientôt la poitrine; immédiatement après, une petite toux se déclare, elle augmente insensiblement et elle devient violente et convulsive. Les enfants, exposés aux grands brouillards ou à un air humide, y sont assez sujets, surtout ceux qui sont gras et pléthoriques : l'épaississement et l'âcreté de la lymphe contribuent encore beaucoup à cette maladie qui, trop souvent, est épidémique.

Pour ne point se tromper sur la nature de la coqueluche et pour en faire la différence d'avec la toux, il est essentiel d'observer que les paroxismes de cette maladie sont quelquefois si violents, 1° que le visage des enfants en devient noir ou violet ; 2° que dans ces efforts le sang sort par le nez et par la bouche ; 3° que les enfants qui en sont attaqués sont sujets à des vomissements et à des déjections involontaires, tant des urines que des excréments. Il faut encore observer si la toux dépend seulement de l'affection des bronches et du poumon, ou si elle n'est pas produite par quelques autres causes particulières, tels que le scorbut, les écrouelles, etc. Enfin, la dentition et les vers étant encore la cause de la toux, on taxe souvent cette toux du nom de coqueluche, tant il est difficile de saisir le vrai caractère d'une toux violente et convulsive. Pour ne point se tromper en pareil cas, il ne faut pas perdre de vue la bouche des enfants ; il est encore essentiel d'examiner attentivement leurs déjections, les mouvements de la respiration, eu égard à leurs exercices et à leur position dans le lit. Quoique cette maladie dépende du vice des digestions, le dégoût, les rapports fétides, le gonflement de l'estomac et les vomissements naturels ou provoqués en annoncent la cause. La toux des enfants n'est jamais sans danger lorsqu'elle n'est pas violente ; elle est très à craindre si la fièvre et le râlement l'accompagnent. Cette toux est encore très-redoutable dans la dentition, la rougeole et la petite vérole ; les enfants en sont quelquefois suffoqués. Ces violents efforts de la poitrine doivent encore faire craindre la hernie, la chute de l'anus, et quelquefois enfin la courbure de l'épine.

Nous croyons devoir terminer cet article en faisant observer que si la toux catarrhale est épidémique, elle donne lieu à des sueurs ou à des échauboulures qui sont d'un heureux présage, et que l'on ne doit point se presser de supprimer.

Quant au régime à suivre, nous prescrirons celui-ci :

Les aliments doivent être légers et de facile digestion. Du bon pain bouilli dans de l'eau, ou préparé en soupe, du bouillon de poulet, et tous les autres mets que l'on mange à la cuillère, conviennent dans ce cas aux enfants.

Pour boisson on leur donn ra une *infusion d'hysope ou de pouliot, édulcorée* avec du miel et du sucre candi, ou un peu de petit lait au vin.

Un des meilleurs remèdes dans la coqueluche est le changement d'air : souvent cela seul guérit la maladie, même quand on passe d'un air plus pur dans un air moins pur. Ce qui peut, sans doute, dépendre de ce que le malade quitte le lieu de la contagion : car la plupart des maladies des enfants sont contagieuses.

XX.

De l'influence des maladies des pères et des mères sur les enfants.

Une des principales sources des maladies des enfants est la mauvaise santé des pères et des mères. Il serait aussi déraisonnable d'attendre une riche moisson d'un terrain stérile, que d'espérer des enfants forts et robustes de parents, dont la constitution a été altérée par l'intempérance ou par la maladie.

Le célèbre J.-J. Rousseau observe que c'est de la constitution des mères, que dépend celle des enfants. Il ne faut que jeter les yeux sur le plus grand nombre de nos femmes, pour cesser d'être surpris, que les maladies et la mort soient si fréquentes parmi les enfants.

Une femme délicate, qui reste renfermée dans ses appartements, pour qui le bon air et l'exercice sont étrangers, qui vit de café au lait ou d'aliments de peu de consistance, pourra bien accoucher ; mais à peine son enfant pourra-t-il vivre. Le premier choc d'une maladie détruira cette jeune plante avant qu'elle soit formée, ou il ébranlera cette faible constitution dès les premières années de son existence, au point de la rendre susceptible de convulsion à la première occasion.

Si, à la délicatesse des mères, vous ajoutez l'intempérance des pères, vous aurez une nouvelle raison de regarder la mauvaise *constitution* des parents comme la source de la mauvaise santé des enfants. Une *constitution* maladive peut être originairement due, soit à des fatigues excessives, soit à l'intempérance; mais elle l'est presque toujours à cette dernière cause. Il est impossible que les excès ne détruisent pas à la longue la meilleure *constitution*; et la maladie ou la mort, par lesquelles elle se termine en peu de temps, est la juste punition de la conduite que l'on a tenue. Dès qu'une fois la maladie est contractée et que, pour ainsi dire, elle a pris racine dans une famille, elle se transmettra aux descendants. Quel affreux héritage à laisser à ses enfants que des maladies telles que la *goutte*, le *scorbut* ou les *écrouelles!* Combien aurait été heureux l'héritier d'une grande fortune, s'il fût né dans le sein de la pauvreté!

Une personne attaquée d'une maladie incurable ne devrait point se marier, parce que le mariage non-seulement abrége ses jours, mais encore fait que cette maladie se transmet aux enfants; et si les deux époux se trouvent à la fois attaqués d'*écrouelles*, du *scorbut*, *ou de toute autre maladie semblable*, les effets doivent en être encore plus funestes. Le peu d'attention que l'on apporte communément dans les alliances, qui ne doivent finir qu'avec la vie, détruit plus de familles que ne pourraient le faire la peste, la famine ou la guerre; et tant que les mariages ne seront contractés que d'après des vues d'intérêt, on verra ce mal se perpétuer.

Il est étonnant que, dans les mariages, nous fassions si peu d'attention à la santé et à la *constitution* des sujets : nos chasseurs savent très-bien qu'un cheval de chasse ne peut être engendré par une rosse; cela est fondé sur des lois immuables. Un homme qui se marie à une femme d'une *constitution* maladive et qui descend de parents d'une mauvaise santé, quelles qu'aient été ses vues, ne peut point dire avoir agi prudemment. Une femme attaquée de quelque maladie pourra engendrer; mais, dans ce cas, ses enfants ne composeront qu'une infirmerie. Quelle espèce de bonheur un père pourra-t-il se flatter de goûter alors dans le sein de sa famille? Nous laissons à d'autres à en juger.

Les Juifs avaient des lois qui, en certaines circonstances, leur interdisaient tout commerce avec les malades; et certainement tous sages législateurs devraient avoir eu cette intention. Il y a certaines nations chez lesquelles les personnes malades ne peuvent point se marier; c'est que la maladie dont sont attaquées ces personnes, se complique par le mariage; c'est que cette alliance s'oppose à l'ordre; c'est qu'elle blesse la politique, et que, par toutes ces raisons, elle doit mériter l'attention du Gouvernement.

Plutarque raconte que les Lacédémoniens condamnèrent à l'amende leur roi Archidamus, pour avoir épousé une femme petite et faible; parce que, lui dirent-ils, au lieu de nous donner des rois, vous ne pourrez jamais nous donner que des roitelets.

Les enfants qui ont le malheur d'être nés de parents malades, demandent à être élevés avec beaucoup plus de soin que les autres. Cette attention est le seul moyen d'améliorer leur mauvaise *constitution*, et souvent on n'en vient à bout qu'après un temps considérable. Une nourrice bien portante, un air salubre, un exercice convenable, feront des miracles; mais si ces trois moyens sont négligés, on ne doit attendre que très-peu de tous les autres moyens. Les remèdes ne peuvent rien pour rétablir une *constitution* maladive.

Ceux qui ont hérité de quelque maladie de leurs parents doivent être singulièrement circonspects dans leur manière de vivre. Il faut qu'ils connaissent parfaitement la maladie dont ils sont attaqués, et qu'ils suivent un *régime* propre à la combattre. Il est très-certain que souvent des maladies héréditaires n'ont pas été au-delà de la première génération, quand on y a apporté le soin convenable : de là on est fondé à croire qu'en continuant les mêmes attentions, on pourrait à la fin déraciner absolument de telles maladies. Cet objet a toujours été trop négligé, quoiqu'il soit de la dernière importance. Les *constitutions* des familles sont aussi susceptibles de s'améliorer que les fortunes. Un libertin qui altère sa santé, est donc plus coupable envers sa postérité, que le prodigue qui dissipe son bien et celui d'autrui.

XXI.

Des avantages du régime et de la sobriété.

Les aliments malsains et l'intempérance produisent un bien grand nombre de maladies. On ne peut douter que le bon ou mauvais état de la *constitution* du corps, ne dépende entièrement du *régime*. Par le régime on peut atténuer ou condenser les fluides; les rendre doux ou âcres; les *coaguler* ou les délayer dans presque tous les degrés possibles.

L'effet du *régime*, sur les *solides*, n'est pas moins considérable. Les différentes espèces d'aliments resserrent ou relâchent les fibres : augmentent ou diminuent leur sensibilité, leur mouvement, etc. Il ne faut donc que la plus petite attention à tous ces objets, pour se convaincre de quelle importance est le régime pour la conservation de la santé.

L'attention au *régime* n'est pas seulement nécessaire pour la conservation de la santé; elle est encore très-importante dans le traitement des maladies. La *diète* seule peut remplir presque toutes les *indications* dans la cure des maladies. Il est vrai que ses effets ne sont pas aussi prompts que ceux des remèdes, mais ils sont de plus longue durée. La diète n'est point désagréable aux malades; elle ne peut jamais être d'une conséquence aussi dangereuse que les remèdes; *et il n'y a personne qui ne puisse se la procurer.*

Il y a mille causes qui peuvent gâter les aliments les plus sains.

Une saison contraire peut empêcher que les grains ne mûrissent ou peut les corrompre après qu'ils sont mûrs. Ce malheur est dans l'ordre de la Providence, et nous devons nous y soumettre : mais on ne saurait blâmer trop sévèrement ceux qui laissent corrompre les grains, en les amoncelant, et qui les conservent pour en faire hausser le prix. Le meilleur grain, gardé trop longtemps, devient dangereux pour l'usage.

Il est vrai que le pauvre est le premier qui souffre de la mauvaise qualité des grains : mais la santé des pauvres est de la plus grande importance à un Etat. De plus, les maladies causées par les aliments malsains sont souvent *contagieuses;* elles gagnent bientôt les hommes de tout état et de toute condition. Il est donc de l'intérêt de chaque particulier de veiller à ce que les provisions gâtées, de tous genres, ne soient point exposées en vente.

Les animaux malades, et ceux qui meurent d'eux-mêmes, ne doivent jamais être mangés. Il est cependant ordinaire, dans certains pays, que les valets et le pauvre peuple mangent des animaux morts de maladies, ou tués par accidents. Il est vrai que la pauvreté peut y forcer le peuple : mais il serait beaucoup mieux de manger une plus petite quantité d'aliments sains; elle lui fournirait une meilleure nourriture, et il courrait moins de dangers.

La loi qui défendait aux Juifs de manger des animaux morts d'eux-mêmes, ne paraît pas avoir eu d'autre but que la santé; et elle doit être aussi bien observée par les autres hommes, que par les Juifs. Un animal ne meurt jamais de lui-même, sans quelque cause de maladie, or, on ne peut pas concevoir comment un animal malade peut fournir un aliment sain. Celui qui meurt par accident, ne doit pas être plus salubre; le sang qui se répand dans les chairs, les fait bientôt tourner à la *putridité.*

Les animaux qui vivent d'ordures, comme les canards, les cochons, etc., ne sont point de facile digestion, et ne fournissent point une nourriture salubre. Les animaux qui ne font point un exercice suffisant sont dans la même classe.

Il n'est point de peuples au monde qui prennent une aussi grande quantité de nourriture *animale* que les Anglais. Voilà la raison pourquoi ils sont si généralement attaqués du scorbut et des suites nombreuses de cette maladie; telles que les *indigestions, la mélancolie, l'affection hypocondriaque*, etc. Les animaux sont, sans contredit, destinés à la nourriture de l'homme; et s'ils sont mélangés avec les *végétaux*, ils deviennent la nourriture la plus saine. Mais se gorger de bœuf, de mouton, de cochon, de poisson, de volaille, etc., deux ou trois fois par jour, c'est certainement vouloir altérer sa santé.

Ceux qui sont jaloux de la conserver, doivent se contenter de manger de la viande une seule fois en vingt-quatre heures, *et cette viande ne doit être que d'une seule espèce.*

Il serait aisé de prouver, dit feu M. Duplanil, célèbre médecin de la Faculté de Montpellier, par une foule d'exemples, sans parler de ceux que nous offrent tous les jours les gens de la campagne, que les hommes qui se sont contentés d'une petite quantité d'aliments *simples et sans apprêts*, sont ceux qui ont joui de la meilleure santé, et qui ont vécu le plus longtemps. Auguste, empereur des Romains, se bornait à la plus petite quantité de nourriture, et tout le monde sait combien il a vécu. Barthole, ce célèbre restaurateur du droit, qui est le premier qui ait pesé ses aliments, les réduisait à une très-petite quantité, afin de conserver par là son génie, également disposé de tout temps à l'étude, à laquelle il se livrait avec une ardeur dont on a vu peu d'exemples. L'immortel Newton, qui est parvenu à un âge très-avancé, n'a vécu que d'un peu de pain et d'eau, rarement d'un peu de vin d'Espagne et d'un peu de poulet.

Mais un des exemples les plus frappants, c'est celui du fameux Cornaro, noble Vénitien. Dès l'âge de 25 ans, il fut attaqué de maux d'estomac, de douleurs de côté, de commencement de goutte et de fièvre lente : malgré une multitude de remèdes, sa santé continuait, à 40 ans, d'être mauvaise. Il abandonna alors tous les remèdes et s'imposa le genre de vie le plus sobre, s'étant réduit à douze onces de nourriture solide, et à quatorze onces de boissons par jour, ce qui ne fait que le quart de la nourriture ordinaire d'un homme, dans le même pays où il vivait. L'effet de ce régime qu'il a décrit lui-même dans un petit ouvrage intitulé : *Des avantages de la vie sobre*, fut tel que ses infirmités disparaissant peu à peu, firent place à une santé ferme et robuste, accompagnée d'un sentiment de bien-être et de contentement, qu'il n'avait jamais connu auparavant. A l'âge de 95 ans, il écrivit un ouvrage sur la naissance et la mort de l'homme, dans lequel il a fait un portrait le plus intéressant de sa vie : « Je me trouve sain et gaillard, dit-il, comme on l'est à 25 ans ; j'écris 7 à 8 heures par jour, le reste du temps je me promène, je cause ou je fais une partie dans un concert. Je suis gai ; j'ai du goût pour tout ce que je mange ; j'ai l'imagination vive, la mémoire heureuse, le jugement bon, et, ce qui est surprenant, la voix forte et harmonieuse. » Il a vécu plus de cent ans.

Mais, s'il est essentiel de se borner au poids des aliments et à leur nature, il ne l'est pas moins, pour la santé, de mettre un intervalle égal entre chaque repas. Sans cette précaution, l'estomac qui a tantôt six ou sept heures pour digérer les aliments, et qui d'autres fois n'en a que trois, ne peut pas produire un chyle également bon, parce qu'on modère dans un temps l'action de l'estomac, et que dans un autre on la précipite. En un mot, notre corps est une machine de laquelle les actions veulent être combinées, soit par rapport à la digestion, soit par rapport aux travaux et aux délassements.

Ce qui éloigne bien des gens d'adopter le *régime*

et la sobriété, vient, sans doute, de ce qu'on ne leur fait pas entendre assez clairement ce que signifient ces deux mots : *régime et sobriété*.

Le *régime* ne renferme que les moyens propres à entretenir les évacuations, à composer le choix des aliments, qui, sans être d'une digestion trop difficile, obligent cependant l'estomac à un certain travail qui n'affaiblit point son action, mais qui la conserve dans une égalité aussi parfaite qu'on puisse le désirer : le boire, le manger, les évacuations, le choix de l'air que l'on doit respirer, le repos, l'exercice, le sommeil, les veilles, et toutes les passions de l'âme, ont un rapport direct avec le régime.

On ne peut trop inculquer aux hommes l'utilité de prolonger leurs jours ; ils n'en sont que les dépositaires, et l'abus qu'ils en font, les rend criminels envers leur premier Être, et envers l'État auquel ils appartiennent indispensablement. Nous ne comprenons point, dans ce nombre, cette espèce d'hommes qui, par une conduite complètement déréglée, deviennent des créatures inutiles, presque toujours dangereuses, en un mot la honte et l'opprobre de leur famille. Nous nous contentons de les plaindre, et de ne nous intéresser à eux qu'autant que les droits de l'humanité peuvent l'exiger.

Il y a peu d'hommes qui n'apportent en naissant toutes les perfections nécessaires pour que l'économie animale exécute parfaitement ses fonctions. L'ordre peut en être dérangé par la façon de l'élever ; cet inconvénient est très-grand. Mais combien en voit-on qui, quoique bien constitués, traînent une vie languissante par l'abus qu'ils font de leur tempérament, et qui rejettent tous les moyens propres à remédier à leur intempérance ! Fatigués et abattus par un travail de corps et d'esprit, ils se figurent qu'une table somptueuse en tout genre est le seul moyen de les réparer. C'est en vain qu'on leur propose le régime et la sobriété, c'est les mettre en esclavage. En un mot, ils croient que cette conduite peut abréger leurs jours.

Plus on examine la conduite des hommes et plus on s'aperçoit qu'ils se sont écartés des lois dictées par la nature. La profusion passe pour magnificence, la somptuosité pour grandeur, et la frugalité pour avarice et comme bassesse.

Cette erreur a tellement séduit, qu'elle a fait renoncer à une vie frugale, enseignée par la nature dès le premier âge du monde, et qui conserverait nos jours. Nous sommes vieux sans avoir pu goûter le plaisir d'être jeunes. Le temps qui devait être l'été de nos jours en est souvent l'hiver. On sent les approches de la caducité, et l'on décline avant d'être parvenu à la perfection. Ce que nous disons est si vrai, que, lorsque la volupté avait moins d'empire sur les hommes, ils avaient à quatre-vingts ans plus de force et de vivacité qu'ils n'en ont à présent à quarante. L'histoire sainte et l'histoire profane nous fournissent des exemples frappants d'une multitude d'hommes illustres, qui n'ont dû la durée de leur vie qu'au régime et à la sobriété.

XXII.

Du régime dans les diverses maladies et des aliments propres à chaque tempérament.

On distingue ordinairement les tempéraments en *bilieux*, en *sanguins*, en *mélancoliques* et en *phlegmatiques*.

Comme les tempéraments *bilieux* abondent en humeurs âcres, que leur pouls est très-élevé, ce qui dépend de la vitesse de la circulation et de l'abondance de la bile qui l'augmente ce qui est prouvé par la grosseur de leurs veines, ils sont plus sujets aux maladies putrides, aux engorgements bilieux, tels que ceux du foie, etc. Ces tempéraments sont ordinairement très-colériques; ils se reconnaissent même facilement dans les enfants; ces dispositions ne peuvent se dérober à des yeux attentifs. Pour en prévenir les désordres, il faut qu'ils s'exemptent de tous aliments chauds et secs, qu'ils modèrent leurs exercices, qu'ils ne s'exposent pas aux influences d'un climat trop chaud, qu'ils s'habituent de bonne heure à vaincre leurs passions.

Les bains, les délayants, les vomitifs et les purgatifs leur sont plus favorables que la saignée ; mais le choix et l'application de ces différents moyens doivent être guidés par un médecin éclairé.

Les tempéraments *sanguins* sont très-sujets à la colère ; ils doivent adopter un régime doux et humectant, ne pas se livrer à des exercices trop violents, éviter de s'exposer à la grande chaleur, de se couvrir trop. Les bains leur sont favorables. Le cidre et la bière leur conviennent mieux que le vin. Les liqueurs spiritueuses, le café, le chocolat, etc., leur sont très-nuisibles, en ce que toutes ces boissons augmentent l'activité du sang, qui ne circule déjà qu'avec trop de vitesse chez eux, et qui y est en très-grande abondance.

La constitution de ces sortes de tempéraments est très-disposée aux maladies inflammatoires, aux hémorrhagies du nez, aux érésipèles, aux dartres vives, etc. Ils ont l'esprit assez vif et assez pénétrant; ils sont actifs et laborieux, mais ils manquent souvent de réflexions solides.

Le tempérament *mélancolique* est disposé à la colère et à la rancune ; il a beaucoup de pénétration : ses humeurs sont denses et tenaces. Il doit adopter un régime humectant et légèrement dissolvant ; les farineux, les légumes, ne lui conviennent pas, il lui faut de la dissipation, un air frais, pur et serein. La bière et le cidre sont nuisibles aux mélancoliques ; le vin vieux, et raisonnablement trempé, leur est très-utile ; ils en peuvent boire un peu de pur. L'eau de groseille, la limonade, l'eau édulcorée avec le sirop de vinaigre, sont une boisson très-favorable pour eux.

Les tempéraments *phlegmatiques* abondent en pituites, c'est-à-dire qu'ils ont les fibres extrêmement relâchées, et que leurs humeurs tendent à l'épaississement et à la viscosité. Cette disposition les rend sujets aux catarrhes, aux rhumes de cerveau, et à ceux de la poitrine. Le scorbut, la goutte, les rhumatismes, l'hydropisie, sont assez leur partage, quand ils ne veillent pas à leur santé.

Le froid et l'humidité leur sont contraires : un air pur et serein, et surtout celui de la campagne, dans une belle exposition, convient très-bien à leur santé.

Ils ne doivent pas se livrer à un trop long sommeil, ni se coucher dans des lits trop mous.

Leur régime de vivre doit être sec, c'est-à-dire qu'ils doivent s'interdire tous les aliments aqueux et mucilagineux, tels que les farineux, les salades, et autres légumes de la même classe que l'on sert sur les tables, cuits ou crus. Les aliments, les plantes et les fruits qui contiennent des sels qui portent aux urines, qui ont un léger degré d'alcali volatil, doivent être la base de leur nourriture ; mais en général, ils doivent manger peu, la diète ne leur est pas contraire, ils s'en portent mieux. Comme les digestions sont laborieuses chez les phlegmatiques, ils doivent éviter de souper, ou ne le faire que très-légèrement, et ne se coucher qu'une ou deux heures après ce repas.

Le cidre et le vin leur sont plus salutaires que la bière et l'orgeat ; mais ils ne doivent pas boire trop abondamment. Les travaux un peu durs, en augmentant la transpiration chez les phlegmatiques, brisent souvent les glaires, et leur sont par-là très-utiles et prolongent leurs jours.

XXIII.

Du pain et des diverses espèces de viandes.

Le pain est un objet si essentiel à la vie qu'on ne saurait apporter trop d'attention pour l'avoir pur et salubre. Pour cet effet, il est nécessaire de n'employer que du bon grain : il faut qu'il soit travaillé convenablement, et qu'il ne soit mélangé d'aucun ingrédient malsain. Cependant nous sommes forcé de convenir que ce n'est pas là toujours la conduite de ceux qui en font le commerce ; leur objet est plutôt de plaire à la vue que de consulter s'il peut nuire à la santé. Le meilleur pain est celui qui n'est ni trop lourd, ni trop léger; qui est bien fermenté, qui est fait de bonne farine de froment, *ou plutôt de froment et de seigle mêlés ensemble.*

Il y a cent ans qu'il n'y avait presque pas de famille qui ne fit son pain elle-même ; et il n'y en a pas cinquante que dans les villes, même à Paris, les bourgeois et le peuple avaient encore leur *huche*, instrument dont nos enfants ne connaîtront bientôt plus le nom, et dont nous n'avons d'idée que pour en voir dans les campagnes.

A quoi peut-on attribuer cette négligence pour l'aliment le plus agréable, le plus utile et le plus nécessaire, si ce n'est à cette indifférence pour tout ce qui regarde la santé, et à cette avidité du gain, qui ne permet pas de sacrifier le moindre temps à la chose de la vie la plus indispensable? Mais le luxe y a sans doute la plus grande part.

Le luxe, qui n'est que l'amour du faste et de la magnificence, a porté les riches à avoir du pain qui ait plus d'apparence que celui qui se faisait dans leurs maisons. Les boulangers se sont étudiés à lui donner ce coup-d'œil séduisant qui en impose. Sans s'embarrasser de ce que les boulangers mettaient dans le pain pour lui donner cette apparence, on n'en voulut point d'autres. Les bourgeois et le peuple, singes des grands, voulurent les imiter ; et aujourd'hui les choses en sont au point que l'on ne se doute seulement pas de la manière dont se fait le pain, et qu'on regarde les boulangers comme une classe d'hommes dont on ne peut absolument se passer. Cependant si quelqu'un, jaloux de sa santé, voulait faire son pain, ou le faire faire dans sa maison, comme le faisaient nos respectables ancêtres, en tout plus sages que nous, il en retirerait les plus précieux avantages.

Une autre observation qui n'est pas moins essentielle, c'est qu'on doit éviter de manger le pain tout tendre, c'est-à-dire presque sortant du four; la cause des indigestions dépend souvent de ce qu'on n'observe pas les précautions que nous venons d'indiquer. En effet, la mie de pain tendre se pelote dans l'estomac, y pèse et ne s'y digère pas; au contraire, le pain rassis, c'est-à-dire cuit de la veille, reprend la forme d'une nouvelle farine, laquelle, détrempée par la salive et par les sucs de l'estomac, devient une bouillie bienfaisante.

La viande rôtie entretient mieux la transpiration que la viande bouillie. Lorsque l'on fait rôtir la viande à feu nu, il s'y forme une croûte roussâtre, qui concentre tous les sucs alors extravasés et mis en mouvement par l'action du feu, et qui tendent fortement à s'alcaliser. La viande devient, par ce moyen, de meilleur goût, plus sèche, plus aisée à digérer : c'est ainsi qu'un feu ouvert opère, en peu de temps, le même changement sur les sels et les sucs de la viande, qu'une chaleur modérée pourrait le faire en plusieurs jours.

La viande cuite sur le feu dans une poêle, avec du beurre, de l'huile, ou quelque autre substance grasse, est très-difficile à digérer, et mauvaise pour les estomacs faibles dans lesquels elle s'aigrit promptement. C'est pour cette raison que les viandes ainsi préparées deviennent un poison des plus mauvais pour les personnes fiévreuses, et ne doit entrer pour rien dans leur régime, parce que ces sortes de viandes demandent beaucoup plus de chaleur pour être digérées, que si on les avait fait bouillir.

La viande bouillie dans l'eau donne toute sa vertu et toute sa force au bouillon; de sorte que si on la change plusieurs fois d'eau, et qu'on la fasse toujours bouillir, on peut en tirer tout ce qu'elle a de flatteur et de nourrissant, et la réduire à une masse aussi insipide qu'inutile, au lieu que le bouillon aura toutes les qualités de la viande.

Aux préparations simples que nous venons d'exposer, pour rendre les viandes mangeables, on a cherché à leur donner plus de goût, à les rendre d'une digestion plus facile, en un mot à exciter l'appétit. On a eu recours pour cela à toutes sortes de sels dont la plupart sont acides, tels que le vin, le vinaigre, les sucs de citron, de limon, d'orange, etc. Ces acides sont doux, réveillent l'appétit des estomacs faibles, et empêchent que les aliments ne s'y corrompent et n'occasionnent des indigestions qui, sans ce secours, ne sont que trop fréquentes, par les aliments gras et laiteux.

Le vinaigre est un acide doux et agréable, qui ne peut cailler aucun fluide animal, excepté le lait, quelque opinion que le vulgaire en ait. Au contraire, il délaie et atténue les fluides, corrige et empêche la putréfaction des humeurs, fortifie et augmente le ressort des solides : on l'estime unanimement comme un des plus grands remèdes, pour prévenir l'infection de la peste : enfin, son odeur résiste et chasse l'infection de toutes sortes de maladies.

A tout ce que nous venons de dire de la façon d'assaisonner les viandes, on en peut ajouter mille autres qui se multiplient tous les jours au gré du caprice, pour fournir toujours de nouveaux aiguillons à notre gourmandise.

Le bœuf et le mouton sont des viandes faites, qui présentent à toutes sortes de tempéraments une nourriture agréable et saine ; ceux qui en font usage, sont ordinairement forts et vigoureux. Il faut cependant que ces animaux ne soient pas trop vieux, parce qu'alors ils sont durs et remplis de parties terrestres, qui les rendent lourds sur l'estomac.

Le chevreau d'environ un an donne une nourriture qui approche de beaucoup celle du mouton.

XXIV.

Des boissons.

L'eau est la première et la plus naturelle de toutes les boissons; elle est le premier dissolvant : c'est par cette vertu qu'elle fond les sels du sang qui, sans elle, ne pourraient pas circuler. C'est elle qui fournit tous les fluides du corps, et qui est la base des aliments, comme elle en est le véhicule.

L'eau rafraîchit, humecte, aide à la digestion, lave et dissout les matières grossières attachées aux parties solides, et emporte avec elle les sels tartreux qu'elle rencontre sur son passage.

L'eau convient à toutes sortes d'âges et de tempéraments : cependant elle est plus nécessaire, et convient plutôt aux *bilieux et aux mélancoliques*, qu'aux phlegmatiques et aux sanguins. La trop grande quantité d'eau est nuisible à la santé, et produit beaucoup de maladies. C'est donc une très-mauvaise méthode de boire trop d'eau particulièrement entre les repas.

L'eau trop froide est capable de congeler les humeurs et d'en arrêter le cours. On ne doit donc point boire trop froid quand on a fait un exercice violent, et que l'on a chaud : de là les pleurésies, les fluxions de poitrine, les fièvres, etc.

La meilleure eau pour la santé est celle qui est légère, pure, claire, et qui n'a ni odeur, ni couleur, ni saveur.

On reconnaîtra ces bonnes qualités dans l'eau qui s'échauffe vite, dans laquelle les légumes cuisent facilement et avec laquelle le savon s'incorpore sans peine, et forme beaucoup de mousse.

Les meilleures eaux pour boire sont celles de fontaine, de rivière et de pluie ; mais il y a du choix. Enfin, il n'y a rien de plus important pour la santé que de boire de l'eau saine.

Le vin est la première, la plus agréable et la plus saine de toutes les liqueurs fermentées.

Le vin, pris modérément, répare les esprits, fortifie l'estomac, purifie le sang, augmente la circulation, favorise la transpiration, ranime toutes les fonctions du corps, et même celles de l'esprit. Il est ami de la joie et de la liberté ; c'est aussi le lait des vieillards. Quoiqu'il soit bon pour tous les tempéraments, il convient cependant beaucoup mieux *aux phlegmatiques qu'aux bilieux.*

Le vin, pris avec excès, échauffe beaucoup, corrompt les humeurs, trouble le cerveau, dérange l'estomac, enivre et cause plusieurs maladies fâcheuses.

Le cidre est rafraîchissant et nourrissant; il fortifie le cœur, et est bon pour les scorbutiques et les mélancoliques.

Le cidre, bu par excès, n'enivre pas aussi promptement que le vin ; mais son ivresse est longue, et capable de causer de grands dérangements dans l'économie animale.

Le meilleur cidre est celui qui se fait avec des pommes âpres, surtout s'il est gardé un certain temps.

La bière est une liqueur fermentée composée d'orge, de froment et de fleurs de houblons.

La bière bien conditionnée, c'est-à-dire bien cuite, ni trop nouvelle, ni trop vieille, bien claire et pas trop épaisse, nourrit, engraisse, rafraîchit, tient le ventre libre, nettoie les passages, purifie la masse du sang, et pousse aux urines : elle est bonne à tous les tempéraments, excepté *aux phlegmatiques;* et son usage mérite des égards.

Le café est une liqueur devenue à la mode ; il n'y a pas jusqu'aux gens du plus bas état qui n'en fassent usage. Cette liqueur ne se prenait autrefois que comme remède, et avec quelques précautions : aujourd'hui il y a des gens qui en font presque la base de leur boisson.

On faisait aussi rôtir le café jusqu'à le brûler; aujourd'hui on le fait moins rôtir et moins bouillir.

Enfin, le préjugé est tel à l'égard du café, que sans lui on ne croit pas avoir dîné.

Les avantages du café sont de dissiper les maux de tête, de fortifier l'estomac, de précipiter la digestion, de raréfier le sang, de dissoudre les humeurs visqueuses et de pousser aux urines. Il est bon dans les faiblesses d'estomac, dans les dégoûts causés par une abondance d'humeurs, dans les coliques venteuses, dans les suppressions des règles. Les personnes grasses ou d'un tempérament phlegmatique peuvent en faire de temps en temps usage. Enfin, il est salutaire pour ceux qui ont bu avec excès, surtout si on le prend sans sucre.

Quelles que soient les bonnes qualités que l'on veut bien accorder au café, il n'en est pas moins vrai que son usage journalier est pernicieux parce qu'il est très-chaud et très-picotant, qu'il dissout les parties sulfureuses du sang, et qu'il occasionne une grande dissipation des esprits. Enfin, il trouble le sommeil, à moins qu'on en fasse une habitude journalière; et dans ce cas, les effets se réduisent à peu de chose.

Le thé est incisif, atténuatif, diurétique, apéritif et astringent; il lave le sang, dissipe les maux de tête, lève les obstructions des viscères, facilite la digestion et soulage les coliques de l'estomac. Il convient aux personnes grosses et pituiteuses, surtout aux Flamands, qui font beaucoup usage de grosse bière et de beurre.

Le thé picote et dessèche la poitrine; aussi les personnes maigres, comme celles qui ont la poitrine délicate, doivent-elles s'en abstenir.

Le chocolat a pour base le *cacao;* on y mêle ordinairement des aromates et même des épices; la vanille y entre communément.

On fait usage du chocolat soit en pâte, soit en pastille, soit dans les crèmes, soit en boisson. C'est de cette dernière manière de le prendre que nous entendons parler actuellement. On prépare ordinairement le chocolat avec le lait, la crème, ou l'eau seule.

Le chocolat facilite la digestion, nourrit beaucoup, adoucit les âcretés de la poitrine, réveille les esprits et l'amour, et résiste à la malignité des humeurs. Il convient surtout, en hiver, aux vieillards et aux tempéraments phlegmatiques.

Son usage trop fréquent échauffe considérablement, surtout quand, dans sa composition, il y a beaucoup d'épices et d'aromates âcres, tels que le poivre, le macis, la vanille, etc. *Il est absolument contraire aux jeunes gens et aux tempéraments chauds.*

Les liqueurs spiritueuses sont de deux sortes, les bourgeoises et les distillées.

Les liqueurs bourgeoises sont composées de quelques fruits, fleurs, graines ou noyaux, infusés dans de l'eau-de-vie et adoucis avec le sucre; souvent même on diminue la force de l'eau-de-vie, en y ajoutant du vin blanc ou de l'eau pure.

Les liqueurs distillées sont composées des mêmes drogues, macérées et fermentées dans quelque liqueur, comme le vin ou l'eau-de-vie, et tirées à l'alambic.

On peut en général regarder les liqueurs spiritueuses comme des remèdes violents, dont on peut user dans certaines occasions, mais dont il ne faut jamais abuser. Dans ce sens, elles sont bonnes contre les vents, les coliques d'humeurs; elles raniment les tempéraments phlegmatiques; elles sont encore salutaires, de temps en temps, à ceux qui font un usage continuel de bière et d'aliments gras, *mais surtout qu'on ne perde pas de vue que ce n'est qu'à titre de remède qu'on peut en faire usage.*

Toutes les liqueurs *rafraîchissantes* sont en général plus propres à flatter le goût qu'à conserver la santé.

Les liqueurs rafraîchissent beaucoup; et par là troublent la digestion commencée, détériorent l'estomac, et occasionnent des sueurs désagréables et souvent dangereuses. C'est donc une mauvaise coutume d'en boire entre les repas sans un besoin urgent.

Elles sont pernicieuses aux estomacs lents, froids, aux phlegmatiques et aux mélancoliques.

XXV.

De la propreté dans le traitement des maladies.

La propreté est de la plus grande importance, même dans la cure des maladies. Quand on laisse un malade dans du linge et des draps sales, la matière qui transpire de toutes les parties du corps, résorbée ou rentrée en dedans, contribue à entretenir le mal et à augmenter le danger. Plusieurs maladies peuvent être guéries par la propreté seule. Elle peut concourir à en mitiger un grand nombre, et, dans toutes, elle est très-importante pour le malade, et fort agréable à ceux qui le servent.

La propreté, dit Bacon, est, à l'égard du corps, ce qu'est la décence dans les mœurs. Elle sert à témoigner le respect qu'on a pour la société et pour soi-même ; car l'homme doit se respecter. La propreté, la décence, les manières aimables, sont les indices d'une âme sage et bien réglée, qui sent ce qu'elle doit à la société : au lieu que la malpropreté, la grossièreté, l'air indécent, décèlent une âme basse, stupide, qui oublie ce qu'elle doit à elle-même et aux autres.

Le défaut de propreté est une négligence qui n'admet point d'excuse. Partout où l'eau ne se paie pas, tout le monde a certainement le droit d'être propre.

La matière de la transpiration qui s'échappe perpétuellement du corps, nous oblige de changer souvent de linge. Ce changement favorise singulièrement l'excrétion de la peau, si nécessaire à la santé. Quand cette excrétion est retenue dans la masse des humeurs, ou repoussée par la malpropreté du linge, elle occasionne des maladies cutanées, des fièvres, etc.

Comme le linge se porte immédiatement sur la peau, et qu'il est presque absolument recouvert par nos habits, il est de toutes les parties de notre habillement celle qu'on néglige le plus, quoiqu'elle soit, dans le fait, la plus utile. On ne pense qu'à la décoration. Que l'on brille à l'extérieur, voilà tout ce que l'amour du luxe demande de nous et des autres. Peu importe que la saleté, la malpropreté du linge, fomentent des maladies sans nombre, en répercutant dans la masse du sang les humeurs que la nature, qui tend sans cesse à le purifier, chasse perpétuellement par le moyen de la *transpiration insensible*, il faut que nous portions des soieries, l'usage le veut : c'est la pratique *des gens comme il faut.* Ayons de beaux habits, dussions-nous n'avoir point de chemise ; c'est l'ordre.

Ce raisonnement absurde fait que les grands, les petits, les riches et les pauvres, regardent le linge comme un ajustement superflu, et qu'ils n'y pensent que quand ils se sont procuré tous les autres. De là, tel qui serait dans le pouvoir de changer de linge tous les jours, n'en change que tous les deux jours ; tel qui pourrait en changer tous les deux jours, ne le fait que tous les quatre ou cinq ; tel enfin qui pourrait le faire deux fois par semaine, ne le fait qu'une fois.

La gale et la plupart des autres maladies de la peau sont dues principalement au défaut de propreté. Il est vrai que ces maladies se gagnent par contagion, par les aliments malsains, etc. ; *mais elles ne seraient pas de longue durée si ceux qui en sont attaqués étaient propres.*

C'est à la malpropreté que l'on doit imputer les diverses espèces de vermines qui infectent les hommes, les maisons, etc. La propreté seule peut toujours en être le remède ; et partout où l'on rencontre de la vermine, on ne se trompe jamais de croire que la propreté y est négligée.

Une des causes ordinaires *des fièvres putrides et malignes* est le défaut de propreté. Ces fièvres commencent ordinairement par ceux qui habitent des maisons malpropres et renfermées, qui respirent un air malsain, qui ne prennent pas d'exercice, et qui portent des habits sales.

Nous ne pouvons finir cet article, sans recommander de la manière la plus sérieuse la pratique de la propreté à toutes les personnes, dans tous les instants de la vie. Ce n'est pas que nous prétendions la mettre au rang des vertus cardinales ; mais nous la recommandons comme nécessaire pour rendre la vie supportable, comme agréable et utile à la société, comme étant de la plus grande importance pour la conservation de la santé.

XXVI.

Des maladies des gens de la campagne.

Les hommes ne sont pas destinés à exercer tous la même profession; la naissance, le goût, la nécessité, ou des raisons particulières, décident presque toujours à cet égard. Cette division établit entr'eux une liaison intime par le besoin qu'ils ont alors l'un de l'autre. Nous ajouterons encore que cette division était indispensable pour les progrès des arts et des sciences, un seul homme ne pouvant être parfait dans tant d'objets.

Mais, parmi les états auxquels les hommes se destinent, il y en a qui sont plus analogues les uns que les autres à notre force, à notre tempérament et à notre façon de penser. C'est donc de leur choix que dépend souvent la santé des hommes.

Tous les états méritent en particulier une certaine considération; le plus vil n'en est point exempt : il suffit de considérer les avantages que l'on en retire pour se convaincre de cette vérité.

Nos premiers besoins naissent avec nous; nous avons tous reçu une nourriture analogue à notre existence. Mais à peine paraissons-nous dans un nouveau monde, que celle qui nous a donné le jour est obligée de profiter des secours d'une main étrangère pour répondre à nos besoins : nos cris, nos larmes, en sont alors les interprètes. L'air qui nous devient nécessaire, nous serait nuisible, si l'on n'avait pas trouvé les moyens de nous mettre à l'abri de ses impressions dangereuses. En un mot, c'est aux différents arts et métiers que nous sommes redevables de la conservation de nos jours, de notre défense personnelle, et de tous les agréments destinés à faire une partie de notre bonheur.

Si nous jetons ensuite un œil attentif sur les différents états, nous observerons facilement que ce ne sont pas ceux qui exercent les plus utiles qui en retirent les plus grands bénéfices; de là est venue l'envie d'en prendre de plus élevés et de plus lucratifs les uns que les autres. D'un côté, la gloire et l'intérêt ont excité l'émulation des hommes, et de l'autre, l'habitude et la nécessité les ont concentrés.

Si les états relevés et qui sont favorisés de la fortune ont quelque chose de séduisant, ils ne sont pas toujours propres à prolonger nos jours. Les hommes qui cultivent les terres, habitués de bonne heure à un travail dur et pénible, en éprouvent rarement les inconvénients : contents d'une vie frugale, ils ne portent point leur ambition plus loin. Les richesses champêtres qui éclosent sous leurs mains, les dédommagent des agréments d'une vie plus aisée. Le bon air les fortifie; le sommeil dont ils jouissent n'est jamais troublé par ces événements qui ont occupé l'esprit pendant le jour; leur famille fait leur délice : toujours heureux dans leur sort, ils voient paraître l'aurore avec plaisir; et chaque jour leur permet de contempler les merveilles de la nature dont ils sont les instruments.

A ce tableau, qui ne croirait pas que le paysan fût l'homme le plus heureux? Il est cependant sujet à des maladies : c'est le sort de tous les mortels.

Le désir d'augmenter une récolte est souvent la cause des infirmités qui attaquent les gens de la campagne. Outre le travail dur auquel ils sont assujétis, et qu'ils portent au-dessus de leurs forces, ils vont souvent jusqu'à se refuser la nourriture : et, cédant ensuite au pressant besoin de la faim, ils mangent goulument; de sorte qu'en surchargeant ainsi leur estomac de liquides et de solides, il en résulte la gêne et l'inaction de ce viscère, et les maladies qui, pour la plupart, sont aiguës chez ces sortes de gens.

La force du travail des laboureurs, les situations auxquelles ils sont exposés, les saisons, pendant lesquelles ils travaillent le plus, produisent chez eux des sueurs abondantes. Si, dans cette situation, et au moment où ils doivent se reposer, ils s'exposent à un air froid et humide, ou s'ils se couchent à terre ou sur l'herbe, dans un endroit où le soleil n'aura pas donné, ils s'exposent à des maladies très-graves, à des rhumes, à des rhumatismes, etc.

Rien n'est encore plus dangereux pour les gens de la campagne, dont les sueurs sont copieuses, que de boire beaucoup d'eau pure; ils devraient ajouter à leur eau un peu de vin, de vinaigre, d'eau-de-vie, etc. L'eau pure dont ils abusent, augmente ces sueurs et ne répare point le fluide vital qu'ils perdent sans cesse; elle diminue leur forces, et jette les paysans dans l'épuisement.

La situation qu'exigent les travaux de la campagne occasionne souvent, à ceux qui en font leur état, des hémorrhagies par le nez chez les hommes, et des pertes chez les femmes. Si ces hémorrhagies et ces évacuations outrées ne sont pas de longue durée, et qu'elles soient éloignées les unes des autres, il ne faut point s'y opposer. C'est une voie sage que la nature emploie pour alléger la machine; et cette voie est plus salutaire que les saignées que l'on pourrait faire.

Il arrive encore que les gens de la campagne sont sujets à des diarrhées spontanées, qui dépendent d'une lésion de l'estomac, pour avoir été surchargé d'aliments trop pesants, trop relâchants ou trop crûs. Dans cette circonstance, si la diarrhée n'est pas trop abondante, si elle ne dure pas trop de temps et si elle ne tend pas à la dyssenterie, il faut l'abandonner à la nature, et se contenter de prescrire à ceux qui en sont attaqués de ne pas tant boire d'eau pure, d'ajouter même un peu de vin à l'eau qu'ils boiront. Les purgatifs, en pareil cas, leur seraient préjudiciables, soit par le désordre qu'ils produiraient dans l'estomac et dans les intestins, soit par l'irritation qu'ils causeraient dans les voies déjà irritées, qui ne demandent que l'effet d'un laxatif doux et tonique.

Comme les gens de la campagne dissipent beaucoup, ils sont obligés de prendre une nourriture équivalente, mais ils doivent le faire avec ménagement, et ne pas s'endormir immédiatement après qu'ils ont mangé. Le sommeil est le temps où la nature perd de ses forces pour la digestion. Aussi ceux qui s'habituent à ce genre de sommeil ont-ils beaucoup de peine à se remettre au travail, et ce n'est que quand toute la machine a repris sa première vigueur, que le courage reparait. Outre que le sommeil, après les repas, leur est nuisible, c'est que pour une heure qu'ils ont dormi, ils sont trois à quatre heures sans pouvoir travailler avec la même force qu'ils le faisaient même avant d'avoir mangé. Une heure de sommeil influe donc sur leur tempérament et sur les produits qu'ils ont lieu d'espérer du fruit de leurs travaux.

Outre les secours manuels que les hommes fournissent à la terre, pour en augmenter le produit, ils sont malgré cela obligés à des secours étrangers : ceci regarde l'engrais des terres.

Il y a des terres sèches et arides, et d'autres dont les sucs sont épuisés ; il faut les bonifier : c'est pour cela que l'on a recours aux marnes, aux fumiers, etc. Nous abandonnons le choix des engrais pour nous renfermer dans notre objet : nous ne traiterons que des maux qui peuvent en résulter.

On sait ce que c'est que le fumier ; d'après cela, ne doit-on pas craindre des inconvénients très-grands du séjour de ces fumiers près des habitations, surtout s'ils sont formés et abreuvés de l'évacuation d'animaux attaqués de certaines maladies ? En vain objectera-t-on que l'air en emporte les parties les plus putrides ; mais, si l'on fait attention qu'au bout d'un espace de temps assez considérable, le milieu du tas de fumier est encore dans un degré de fermentation putride, que ne doit-on pas craindre à son ouverture, à son transport, et au moment de son épanchement sur la terre ?

Ceux qui l'emploient doivent certainement être

pénétrés des miasmes putrides les plus déliés de ces sortes de fumiers. Peut-être les causes de plusieurs épidémies, qui règnent sur les hommes et sur les animaux dépendent-elles de cette cause.

Les travaux de la campagne sont très-multipliés. Les uns labourent la terre, les autres l'engraissent ; ces différentes façons doivent être analogues au sol.

De la qualité du sol dépend aussi la santé de ceux qui le travaillent. Il y en a de secs et d'arides ; d'autres qui abondent en parties sulfureuses, et enfin on en trouve qui abondent en chaux. Il n'est pas douteux que si, dans les fortes chaleurs, on est obligé de découvrir les entrailles de ces deux dernières terres, immédiatement après un temps pluvieux succédé par de fortes chaleurs, ceux qui y travaillent n'en ressentent les effets, surtout dans le moment où les pores sont ouverts, c'est-à-dire l'orsqu'ils transpirent. Un sol humide ne leur est pas moins funeste. De l'une et de l'autre cause il peut en résulter des maladies aiguës très-graves qui exigent le plus souvent des émétiques réitérés, les purgatifs, etc. ; car il est bon d'observer que, comme les mala- [illegible] des gens de la campage sont toujours très- [illegible]ntes, le traitement en doit-être vif et prompt. La nature du tempérament de ces sortes de malades ne s'accommoderait pas du traitement que l'on emploierait pour des tempéraments plus faibles, plus délicats, et même souvent usés par la débauche. C'est toujours par la même raison que les gens de peine dissipent et perdent beaucoup par les sueurs, que les grands lavages et une diète austère ne leur conviennent pas. Les tisanes et autres liquides de la même classe, donnés abondamment, réussissent rarement. L'expérience a confirmé que l'eau panée, rougie avec très-peu de vin, et la meilleure boisson qu'on puisse leur donner. Dès que la transpiration qui a été supprimée est rappelée, les maladies les plus rebelles cèdent facilement. Les béchiques, les adoucissants sont communément employés pour les rhumes ; en campagne on agit différemment : les cordiaux ont le plus grand succès, parce qu'ils provoquent la sueur.

Si l'appétit manque aux gens de la campagne, s'ils éprouvent des lassitudes, des engourdissements, en un mot, s'ils n'ont pas d'ardeur au travail, on doit craindre que sous peu de jours ils ne soient attaqués de quelques maladies violentes, s'ils n'ont recours à un médecin habile sur la manière de les traiter.

La suppression de la transpiration, la soif ardente, la veille, l'appétit désordonné, et la voracité sont encore des signes certains de quelques maladies aguës qui ne tarderont pas à se déclarer.

La pâleur du visage, la mollesse de la peau, la faiblesse des jambes, l'assoupissement, l'ennui que leur travail leur cause, la mauvaise humeur, le dégoût qu'ils ont pour leur nourriture ordinaire, caractérisent assez les maladies chroniques chez les gens de la campagne. Quant au traitement en général, quelles que soient leurs maladies, il est prouvé que la quantité et la complication des remèdes n'ont pas chez eux tout le succès qu'ils produisent chez d'autres. Élevés, pour ainsi dire, par les seuls soins de la nature, il faut écouter cette mère sage, et s'accorder avec elle autant qu'il est possible.

La bonne santé des gens de la campagne dépend autant des soins domestiques que des autres objets que nous avons exposés : il est essentiel pour eux de tenir propres les étables, les laiteries et les fromageries. Il est encore essentiel, pour eux, de ne point différer la prompte séparation des animaux malades d'avec ceux qui se portent bien. Si les hommes sont sujets à des maladies contagieuses et putrides, les animaux n'en sont pas exempts. Outre que ceux qui les soignent exposent beaucoup leur santé, il en résulte encore très-souvent la perte entière d'un troupeau.

Lorsque les raisins sont jugés en état d'être séparés de leurs ceps, on les en retire ; en un mot on en fait la vendange, on les porte dans la cuve et on les foule. Les personnes destinées à cet emploi doivent s'en dispenser, si elles ont la poitrine faible. Les tempéraments *phlegmatiques, les vaporeux, les chroniques*, ne doivent point non plus entreprendre d'entrer dans la cuve, ni rester dans le temps de la fermentation du vin. Il est encore plus imprudent de descendre dans la cuve et d'y rester longtemps pour en ôter le marc du raisin, sans la précaution de laisser évaporer les premières émanations de la fermentation vineuse : non seulement les personnes faibles, mais encore les plus fortes s'exposeraient à être suffoquées. Le grand air et la saignée sont les premiers moyens de combattre un pareil accident s'il arrivait. Quant aux aliments dont doivent se nourrir les gens de la campagne, la terre leur offre ceux qui leur conviennent le mieux. Le peu d'habitude qu'ils ont de manger de la viande, est cause qu'elle leur est plus nuisible qu'utile, sinon en maladie. La petite bière, le cidre coupé avec de l'eau, l'eau édulcorée avec un peu de vinaigre, et une légère limonade, leur conviennent beaucoup mieux que le vin ; comme ils sont livrés à une agitation perpétuelle, il faut leur interdire tout ce qui peut animer la masse des liqueurs.

XXVII.

Des maladies des habitants des villes et des gens du monde.

Nous avons dit, dans cet ouvrage, que la santé dépend de l'exécution parfaite de toutes les fonctions, et lorsque celles-ci ne sont point dérangées ni altérées par certaines variétés de l'air ou par quelques excès légers qu'il est assez souvent impossible d'éviter. Il est rare, en effet, que les aliments, les boissons, l'air, le mouvement, le repos, les veilles le sommeil, les passions, les sécrétions et les excrétions, soient toujours égales par la nature, le goût, la maturité, l'impression, le degré de vitesse, le temps, la quantité, etc. D'après cet exposé, il est aisé de juger qu'il y a, en général, plus de tempéraments délicats qu'on en trouve de complètement parfaits : aussi les premiers sont-ils plus exposés à être valétudinaires. Néanmoins, lorsqu'ils savent se conformer à un genre de vie qui leur est propre, ils évitent ces maladies graves auxquelles sont exposés ces tempéraments robustes qui abusent presque toujours de la force de leur constitution.

Il ne suffit pas d'être né d'une famille illustre, pour se livrer à ce que l'on nomme *la vie des gens du monde*, et pour participer de leurs maladies. Le corps le plus robuste, qui avait été élevé à une vie sobre, frugale et saine, telle que celle de la campagne, vient-il à acquérir de la fortune, les dons purs et simples de la nature lui deviennent méprisables. L'exercice est outré ou totalement abandonné ; les mets et les boissons sont altérés par cet art que le luxe, la bonne chère et la prodigalité ont inventé ; il semble même que le diamètre de l'estomac doive se proportionner au degré de la fortune. Le sommeil et la veille sont presque transformés en des jours perpétuels ou irréguliers ; en un mot, on mesure ses passions à sa dignité, à sa naissance ; et la nature, asservie à ces jougs odieux, est continuellement tyrannisée par les moyens que l'on se suggère pour la détruire insensiblement.

Il est rare de trouver dans l'opulence ce qui semble flatter dans la médiocrité. Quoique les deux espèces aient subi les mêmes lois, quant à leur formation, néanmoins si l'on fait attention à la manière dont sont dessinés les muscles et les nerfs des gens de la campagne, on y trouve une différence réelle d'avec l'expression de ces mêmes parties sur les gens du monde. Cette différence entre l'une et l'autre espèce de créatures vient sans doute de la manière dont elles sont élevées, et du genre de vie qu'elles mènent. La première espèce a un genre de vie toujours égal à celui qu'on lui a fait adopter dès sa tendre jeunesse. Elle respire toujours un air pur et serein. Son repos, ses exercices, son sommeil, tout est réglé et proportionné. Aussi la digestion est-elle régulière, la circulation égale, la transpiration suffisamment soutenue et salutaire. Le sommeil est paisible, l'exercice est simple, vif et naturel. Tout contribue donc à embellir ses parties ; les nerfs fermes, et les muscles étant bien pleins, ont les conditions requises pour assurer une bonne santé et une force convenable pour se livrer à des travaux et à des exercices propres à la conserver.

Au contraire, la seconde espèce, formée d'un principe délicat, peut à peine surmonter la moindre fatigue; les muscles et les nerfs de celle-ci sont faibles et presque sans action.

A mesure encore que l'on s'éloigne de sa première constitution, la santé s'en ressent, et se communique aux descendants. De là l'abandon de la simplicité des mœurs qui, dictées par la nature même, sont la base d'une bonne santé.

C'est une erreur préjudiciable à la santé de croire que la vie simple et frugale de la plupart des hommes que l'on distingue des gens du monde, soit à dédaigner et qu'elle ne puisse pas entretenir la santé. Peut-on se figurer qu'il soit plus avantageux d'entasser dans son estomac, différents mets et différentes boissons qui sont d'une nature opposée, et dont on altère presque toujours les principes par des apprêts séduisants et trompeurs ?

Si le régime simple contribue à la santé, l'air y entre pour beaucoup. A ne considérer que l'habitation de la plupart des gens de campagne, on est porté à croire que ces hommes sont plus exposés à recevoir des exhalaisons putrides ; en effet, leurs maisons sont basses, au rez-de-chaussée, souvent entourées de marais, de mares; ils sont plusieurs dans un petit espace : l'air n'y est pas renouvelé. Les gens opulents, au contraire, ont de beaux et de vastes appartements; l'air y est renouvelé et corrigé, tant par les croisées que l'on ouvre dans le beau temps, que par les parfums que l'on emploie et par le feu que l'on y fait. Ces différences frappent au premier coup d'œil ; mais si l'on observe que les gens de la campagne séjournent peu chez eux, qu'ils respirent l'air le plus pur (celui du lever et du coucher du soleil), que l'exercice qu'ils font divise encore l'air qui les environne, on ne sera plus surpris de la bonté de la santé des premiers et de la faiblesse de celle des seconds, dont l'exercice n'est pas suffisant en comparaison de la crise perpétuelle qu'éprouvent les forces digestives, pour tirer le parti le moins désavantageux de tout ce qu'on les oblige d'élaborer.

D'ailleurs, les habitants des villes ne peuvent que respirer un air bien moins élastique et bien moins renouvelé que celui de la campagne ; et, si les odeurs s'opposent à la putridité chez les gens aisés, elles portent souvent à la tête et elles irritent le genre nerveux. Ce qui nuit aux gens du monde est le temps qu'ils restent au lit. Faisant du jour la nuit, le moment de l'air le plus sain réveille toute la nature, tandis que l'opulence est concentrée dans un sommeil qu'elle croit utile pour se délasser des excès et des fatigues de la nuit.

La sobriété et l'exercice sont des agents nécessaires à la santé. Aussi n'est-il pas surprenant que ceux qui vivent frugalement et qui travaillent, jouissent de cet avantage, tandis que ceux qui emploient mille mains pour leur préparer de grands repas, et qui vivent dans l'oisiveté, soient les tristes victimes des passions ; les vins fumeux, les liqueurs de toute espèce, les épices, etc., qui entrent dans l'apprêt des différents mets que l'on sert sur les tables, fouettent et animent le sang, porte l'éréthisme dans toutes les parties, donnent lieu à l'activité des passions, à la perversion des mœurs et conséquemment à l'altération de la santé. En un mot, les passions fortes, celles qui flattent davantage nuisent constamment et tuent quelquefois sur le champ. Les passions tristes excitent la mélancolie et ces maladies de langueur qui sont souvent incurables. Enfin, si l'on veut faire attention à la simple action de l'esprit des deux classes d'hommes dont il s'agit, l'on verra que celui de l'un travaillant réellement beaucoup, parce qu'il a mille objets qui l'occupent, et que l'autre ne faisant rien d'essentiel, ce dernier n'attache ses idées qu'à des objets susceptibles de le rendre l'esclave de ses passions, soit pour les plaisirs, les honneurs, les distinctions, le luxe, les moyens d'augmenter sa fortune. etc.

Si ces désirs irréguliers n'avaient lieu que dans le jour, peut-être les dangers en seraient-ils moins grands : mais la nuit en ressent les effets, le corps et l'esprit sont dans des entraves perpétuelles ; le sommeil ne mérite plus ce nom ; le silence qui l'accompagne s'oppose aux distractions que le jour et la société offrent naturellement. L'homme ainsi isolé aux heures du sommeil. est livré à ses ennemis ; occupé de ses affaires. échauffé par les boissons et les aliments, ou se retraçant les plaisirs ou les chagrins du jour, il se couche avec un pouls agité et des nerfs tendus. Le poids des aliments surcharge son estomac, ou leur qualité fournit des sucs aigres, dont les effets se communiquent aux liqueurs : de là l'inquiétude, le malaise, la fièvre, l'insomnie ; alors son sommeil est interrompu, agité, troublé par des rêves effrayants et des réveils brusques, au lieu de cet état tranquille ou de ce sommeil bienfaisant qu'éprouve une honnête médiocrité.

XXVIII.

Des effets funestes de l'intempérance.

Jean-Jacques Rousseau observe que la *tempérance et l'exercice* sont les deux meilleurs médecins du monde. Il aurait pu ajouter, dit M. Buchan, que si on les pratiquait exactement, on n'aurait besoin d'aucun autre médecin. La tempérance peut, à juste titre, être appelée la mère de la santé. La plupart des hommes agissent comme s'ils pensaient que la maladie et la mort ne doivent jamais venir : cependant ils paraissent les appeler, pour ainsi dire, par l'intempérance et par la débauche.

La grande règle de la *tempérance* est de s'en tenir

à la simplicité. La nature se plait dans les aliments simples, sans apprêts ; et tous les animaux, excepté l'homme, suivent cette inclination de cette sage mère. L'homme seul se livre aux excès; il pille et saccage la terre entière, pour satisfaire son luxe et courir à sa propre destruction.

L'intempérance n'est pas moins dangereuse dans la satisfaction des autres désirs, que dans le *régime*. Avec quelle promptitude l'abus des liqueurs fortes et des plaisirs charnels ne détruit-il point la meilleure constitution?

Tous ces vices se tiennent généralement par la main. Aussi voyons-nous tous les jours les esclaves de *Bacchus* et de *Vénus*, à peine parvenus au printemps de leur vie, être accablés sous le poids des maladies, et arriver à grands pas à une mort précipitée.

Si les hommes réfléchissaient sur les maladies douloureuses, sur la mort prématurée, suite journalière de l'intempérance, cette leçon serait presque suffisante pour leur faire regarder avec horreur la satisfaction de leurs plaisirs, même les plus favoris.

L'intempérance ne frappe pas seulement les débauchés de ses coups mortels : l'innocent en éprouve souvent les funestes effets. Combien ne voyons-nous pas de malheureux orphelins périr de misère, tandis que leurs pères et mères, sans s'inquiéter de l'avenir, dépensent en excès et en débauche ce qu'ils devraient employer à élever leurs enfants, conformément à leur état !

Combien ne voyons-nous pas de mères malheureuses, chargées d'enfants incapables de les aider, périr de besoin, tandis que les pères cruels se livrent sans mesure à leurs appétits insatiables !

La misère n'est pas la seule suite de l'*intempérance;* ce vice abominable va jusqu'à détruire des familles entières. Rien ne s'oppose plus à la propagation, et n'avance davantage la mort des enfants, que les excès des pères et mères.

Les pauvres qui travaillent tout le jour, et qui, le

tour, se couchent satisfaits de leur vie frugale, ne nous présentent que de nombreuses familles, tandis que *les gens de condition*, qui ont tout en abondance, qui vivent dans l'opulence et dans le luxe, languissent souvent sans héritiers à qui ils puissent laisser leurs fortunes immenses. L'intempérance influe même sur les Etats et les Empires, qui ne s'élèvent et ne s'écroulent qu'en proportion que ce vice est chéri ou détesté.

Nous n'entreprendrons point de parler de tous les vices différents qui constituent l'intempérance : nous ne suffirions pas à assigner l'influence que chacun d'eux a sur la santé. Nous bornerons nos réflexions à une espèce particulière, par exemple, à l'abus des liqueurs de table.

Tout ce qui enivre met la nature dans le cas d'exciter la fièvre, afin de se débarrasser du poison que l'on vient d'avaler. Si ce poison est répété tous les jours, il n'est pas difficile de prévoir les conséquences qui doivent en résulter.

Quelle *constitution* sera assez forte pour soutenir longtemps une fièvre qui reviendra tous les jours? Mais les fièvres produites par la boisson, ne se bornent pas toujours à être de simples fièvres; elles finissent souvent par l'inflammation de poitrine, du foie, du cerveau, et produisent les effets les plus funestes.

Si un buveur n'est pas toujours attaqué de maladies aiguës, il échappe rarement *aux maladies chroniques*. Les liqueurs enivrantes, prises avec excès, affaiblissent les organes et s'opposent à la digestion. Elles détruisent le pouvoir des nerfs, causent la paralysie et les maladies convulsives : elles échauffent et enflamment le sang; elles épuisent ses parties balsamiques; elles le rendent incapable de circuler et de porter la nourriture dans toutes les parties du corps; de là *les obstructions, l'atrophie, les hydropisies et la consomption*. Ces maladies sont celles qui conduisent ordinairement les ivrognes à la mort; et quand une fois elles attaquent les grands buveurs, elles sont, pour la plupart, incurables.

Beaucoup de gens détruisent leur santé par la boisson, quoique dans le fait ils ne s'enivrent que rarement. L'habitude qu'ils ont de *tremper* continuellement, comme ils disent, quoiqu'elle ait des effets moins violents, n'en est pas moins pernicieuse. Quand les *vaisseaux* sont perpétuellement remplis et distendus, les différentes digestions ne peuvent se perfectionner, et par conséquent les humeurs ne sont jamais préparées convenablement. Aussi voit-on que ces personnes sont attaquées, pour l'ordinaire, *de goutte, de gravelle, d'ulcères sordides* aux jambes, etc. ; ou, si ces maladies ne se manifestent pas, ces personnes ont l'esprit affaissé ; elles deviennent *hypocondriaques*, et ont les autres symptômes des mauvaises digestions.

La *consomption* est actuellement si commune, qu'il faut regarder la dixième partie des habitants des grandes villes comme victimes de cette maladie. L'ivrognerie est sans doute une des causes auxquelles on doit imputer la consomption. La grande quantité de bière *visqueuse* que boit la classe ouvrière, ne peut manquer de communiquer au sang sa qualité, et de le rendre peu propre à la circulation : de là les obstructions et l'inflammation des poumons. Il y a peu de grands buveurs de bière qui ne deviennent *phthisiques ;* et on ne doit point en être étonné, si l'on fait attention à la qualité glutineuse et presque indigestible de la bière forte.

Ceux qui boivent de l'eau-de-vie ou des vins capiteux courent toujours les plus grands dangers. Ces liqueurs échauffent et enflamment le sang ; elles forcent et déchirent les vaisseaux tendres du poumon.

L'habitude de boire a, le plus souvent, sa cause dans la misère et dans les malheurs. Le malheureux boit pour se consoler, et il éprouve certainement un bien-être dans le temps qu'il boit ; mais, hélas ! ce plaisir n'est pas de longue durée ; et lorsqu'il n'a plus de vin, il est d'autant plus à plaindre, qu'il avait oublié davantage son malheur.

Aussi est-il obligé de boire de nouveau : c'est ainsi qu'une dose nouvelle en amène une autre, jusqu'à ce que ce malheureux devienne *esclave de la bouteille*, et qu'enfin il tombe victime d'une ressource, que dans les commencements il avait regardé comme un remède. Il n'y a personne de plus triste qu'un buveur, après sa débauche ; de là il arrive que ceux qui ont le plus d'esprit le verre à la main, sont les plus *mélancoliques* lorsqu'ils sont à jeun, et souvent ils terminent et finissent leur malheureuse existence dans un accès de tristesse ou de désespoir.

Outre que l'ivrognerie ruine la santé, elle ruine encore les facultés de l'esprit. Il est étonnant que les hommes, qui se vantent d'avoir un degré supérieur de raison à celui des animaux, puissent prendre du plaisir à se réduire si fort au-dessous d'eux. Si, après qu'ils se sont volontairement dépouillés de leur raison, ils restaient dans cet état, il semble qu'ils ne seraient punis que comme ils le méritent. Quoique ce ne soit pas là la suite soudaine des débauches *des liqueurs*, on la voit cependant à la fin arriver. L'habitude de boire a réduit souvent les plus grands génies à cet état d'imbécilité.

Il est étonnant que les progrès que l'on a faits dans les arts, dans les sciences et dans la politique, n'aient point fait passer de mode cet usage barbare de boire jusqu'à l'excès.

L'ivrognerie est, par elle-même, le vice non-seulement le plus abominable, mais elle est encore la source de la plupart des autres vices. Il n'est point de crime, quelqu'horrible qu'il soit, que ne puisse commettre un ivrogne, pour l'amour des liqueurs. On a vu des mères vendre les habits de leurs enfants, vendre les aliments qu'elles devaient manger, pour acheter un malheureux verre *de liqueur*.

Si nous considérons l'ivrognerie relativement à la santé, nous verrons que si elle ne produit pas des épidémies, elle tue en détail. Dans tous les temps et partout, les malheureux qui s'y livrent sont sujets à de fréquentes inflammations de poitrine et à des pleurésies, qui souvent les emportent à la fleur de l'âge. S'ils échappent quelquefois à ces maladies violentes, ils tombent longtemps avant l'âge de la vieillesse, dans toutes ses infirmités, et surtout dans l'*asthme*, qui les conduit à l'*hydropisie* de poitrine. Leurs corps usés par l'excès, ne répondent point à l'action des remèdes, et les maladies de langueur, qui dépendent de cette cause, sont presque toujours incurables. Heureusement la société ne perd rien, en perdant des sujets qui la déshonorent, et dont l'âme abrutie est, en quelque sorte, morte longtemps avant le corps.

XXIX.

De la peur et de la crainte.

La *peur* a une très-grande part, soit à occasionner les maladies, soit à les aggraver. On ne peut être blâmé de chercher à conserver sa vie; mais si ce désir de conservation est porté trop loin, il conduit souvent à la perte de la vie. La peur et la crainte affaissent l'esprit. Non-seulement elles occasionnent des maladies, mais encore elles rendent souvent ces maladies fatales, et triomphent du courage le plus intrépide.

Une peur subite a, en général, les effets les plus funestes. Les accès épileptiques et les autres maladies convulsives en sont souvent les suites. De là le danger de cette habitude si commune parmi les enfants du peuple, de s'effrayer les uns les autres. Plusieurs ont perdu la vie, d'autres ont été rendus pour jamais inutiles à la société par ces sortes de jeux. Il est dangereux de réveiller *les passions humaines* : elles sont susceptibles d'être facilement portées à des excès qui les empêchent d'avoir par la suite une marche régulière.

Mais ce sont les effets successifs de la peur qui deviennent, en général, plus dangereux : la crainte constante d'un mal futur, en séjournant dans l'âme, *occasionne souvent le mal même que l'on craint.* De là il arrive qu'un grand nombre de personnes sont mortes des mêmes maladies qu'elles avaient appréhendées pendant longtemps, ou dont quelque accident, quelque folle prédiction les avaient frappées. C'est souvent le cas des femmes en couches. La plupart de celles qui sont mortes dans cet état, avaient été frappées de l'idée de cette espèce de mort longtemps avant qu'elles accouchassent; et il y a grande raison de croire que cette impression a souvent été la seule cause de leur mort.

La manie qu'ont plusieurs personnes de ne parler de l'accouchement qu'en le représentant accompagné de douleurs et de dangers, est très-nuisible aux femmes. Peu de femmes meurent en travail, quoiqu'un assez grand nombre meure en *couches;* ce qu'on peut expliquer de la manière suivante : Une femme, après être délivrée, se trouvant faible et épuisée, se croit tout aussitôt dans le plus grand danger; et cette crainte est telle, que souvent elle supprime les évacuations nécessaires, dont dépend son rétablissement. C'est ainsi que les femmes sont souvent la victime de leur propre imagination, pendant qu'elles ne courraient aucun risque si elles n'appréhendaient pas.

Il arrive rarement que dans une grande ville la mort de deux ou trois femmes en couches ne soit pas suivie de plusieurs autres. Qu'une femme de la connaissance de ces premières soit enceinte, elle craint aussitôt le même sort, et cet accident devient *épidémique,* par la seule force de l'imagination.

Que les femmes enceintes méprisent donc la peur, et qu'elles évitent, à quel prix que ce soit, de se trouver avec des commères, des babillardes, qui sont continuellement à répéter à leurs oreilles les accidents arrivés aux autres. On doit, en général, éloigner *avec le plus grand soin* tout ce qui peut alarmer une femme, soit enceinte, soit en couches.

La plupart des femmes qui meurent en couches, doivent cet accident à une coutume encore en vogue dans toutes les campagnes de France de sonner toutes les cloches d'une paroisse pour chaque personne qui meurt. Les personnes qui se croient en danger sont ordinairement très-curieuses; et si elles viennent à apprendre que l'on sonne pour une personne morte dans le même état que celui où elles se trouvent, quelles funestes conséquences ne doit-il pas en résulter?

De quelque manière que les femmes enceintes apprennent la mort de leurs connaissances, elles sont toujours tellement disposées à craindre pour elles le même accident, qu'on ne peut qu'avec les plus grandes difficultés, les persuader du contraire.

L'usage de sonner les cloches n'est pas pernicieux aux femmes en couches seules; il l'est encore dans beaucoup d'autres circonstances. Dans les fièvres malignes, dans lesquelles il est si difficile de soutenir le courage du malade, quel effet ne produira pas une sonnerie funéraire, dont il est étourdi cinq ou six fois par jour? Il n'est pas douteux que son imagination frappée ne lui fasse croire que ceux pour qui l'on sonne, sont morts de la maladie même dont il est attaqué. Et cette crainte aura plus de force pour le décourager que tous les *cordiaux* de la médecine n'en auront pour le guérir.

Il y a aussi des gens qui n'ont d'autres affaires que de visiter un malade, pour venir chuchoter sans cesse à ses oreilles. Tels qui passent pour des amis sensibles, devraient plutôt être regardés comme des ennemis. Quiconque veut du bien à un malade ne doit jamais laisser approcher de telles gens.

Cette vanité de prédire le sort des malades n'est point particulière aux médecins. D'autres veulent suivre leurs exemples, et ceux qui se croient les plus savants, font souvent beaucoup de mal de cette manière. L'humanité, qui doit seule nous porter à rendre service aux malades, est bien loin de nous engager à *exciter la crainte* de ceux qui sont déjà assez malheureux d'être accablés sous le poids de la maladie.

Un ami, et même un médecin, peut souvent faire

plus de bien, en se conduisant avec douceur et en plaignant le malade, qu'en administrant les remèdes. Ils ne doivent jamais négliger d'employer le plus puissant des *cordiaux* : L'ESPÉRANCE.

La compassion et l'espérance, dit le docteur Buchan, sont plus utiles aux malades que les remèdes.

XXX.

Du chagrin.

Le chagrin est de toutes les passions celle qui est la plus nuisible, relativement à la santé. Les effets du chagrin n'ont point d'interruption ; et, quand il se fixe profondément dans l'âme, il a les suites les plus fâcheuses. La colère et la peur sont des passions violentes, qui sont rarement de longue durée. Le chagrin se change souvent en une *mélancolie continue*, qui mine les forces de l'âme et détruit le tempérament. Il faut, par tous les moyens possibles, chercher à éloigner cette passion.

On peut en triompher dans les commencements ; mais quand une fois elle a pris une certaine force, c'est en vain que le plus souvent on veut travailler à la détruire.

Il est impossible d'échapper à tous les malheurs qui assiégent la vie ; mais on montre une véritable grandeur d'âme, quand on les supporte avec courage. Il y a des personnes qui se font une espèce de mérite de céder au chagrin ; et quand elles sont poursuivies par l'infortune, on les voit refuser toute consolation, jusqu'à ce que leur âme, accablée par le poids de la mélancolie, succombe sous le fardeau. Cette conduite, qui mine la santé, est encore contraire à la Religion, à la raison, au sens commun.

Le changement d'idées est aussi nécessaire à la santé que l'exercice. Quand l'âme reste longtemps fixée sur un objet, et particulièrement sur un objet désagréable, toutes les fonctions du corps en sont troublées. Aussi les personnes qui se livrent au chagrin, ont-elles l'appétit dérangé, et ont-elles de mauvaises digestions. De là l'affaissement de l'esprit; le relâchement des nerfs; les vents dans les intestins, et la corruption des humeurs; parce que le *chyle* ne peut plus être renouvelé. C'est ainsi que les meilleures *constitutions* ont été la victime des malheurs de famille, ou de tout ce qui peut occasionner de violents chagrins.

Il est absolument impossible que ceux qui ont l'esprit affecté, jouissent d'une bonne santé. On peut dans cet état vivre quelques années; mais quiconque veut parvenir à un âge avancé, doit vivre content et satisfait. Je sais que cela n'est pas toujours en notre pouvoir; cependant nous sommes, en général, aussi maîtres de commander à notre âme, que nous le sommes de diriger *le régime* de notre corps; par exemple, nous sommes maîtres de faire société, ou avec des gens gais, ou avec des gens mélancoliques; d'entremêler nos travaux d'amusements et de récréations, ou de rester toujours abîmés sous le poids de nos infortunes, à notre choix. Cette conduite est certainement en notre pouvoir, et c'est d'elle que dépend, en général, l'état de notre âme.

La variété des scènes qui se présentent d'elles-mêmes à nos sens a, sans doute, pour but d'empêcher que notre attention soit trop longtemps fixée sur un seul objet. La nature nous offre partout de ces variétés, et l'esprit, à moins qu'il n'ait contracté l'habitude d'être constamment attaché à un seul objet, se plaît dans la diversité. Elle nous montre en même temps les moyens de distraire l'esprit affligé.

Tourner souvent notre attention sur de nouveaux objets; les examiner pendant quelque temps, et, quand l'esprit commence à se rebuter, changer de scène; voilà les moyens de se fournir une succession de nouvelles idées, jusqu'à ce que celles qui sont désagréables, soient entièrement dissipées. C'est ainsi que les voyages, l'étude des arts ou des sciences, même de lire ou écrire sur les sujets les plus sérieux, peuvent conduire à chasser plutôt le chagrin et l'ennui, que les amusements les plus tumultueux.

J'ai déjà fait observer que le corps ne peut conserver la santé sans exercice ; il en est de même de l'âme. L'indolence nourrit le chagrin. Quand l'esprit n'a rien autre à penser qu'à ses malheurs, il n'est point étonnant qu'il soit sans cesse affligé. On voit rarement que ceux qui ont des affaires qui demandent de l'application, soient chagrins. Au lieu donc de chercher à se distraire de son travail ou de ses affaires, quand l'on tombe dans le malheur, il faut, au contraire, s'y plonger avec une attention plus sérieuse ; se livrer avec plus d'ardeur aux fonctions qu'elles exigent et entremêler ses devoirs de la compagnie d'amis gais et sociables.

Les plaisirs honnêtes doivent être cultivés avec le plus grand soin. En portant insensiblement l'esprit à la contemplation d'objets agréables, ils parviennent à dissiper le noir dans lequel l'infortune ne manque jamais de nous plonger. Les plaisirs semblent donner de la rapidité au temps et ils ont les suites les plus heureuses.

La plupart de ceux qui sont dans le chagrin, se livrent à boire ; mais le remède est pire que le mal ; il est rare qu'à la fin ils ne ruinent leur fortune, leur caractère et leur tempérament.

XXXI.

De la colère.

La colère trouble l'esprit, déforme les traits du visage, précipite le cours du sang et dérange toutes les fonctions vitales et animales. Elle occasionne souvent des fièvres, d'autres maladies aiguës, et quelquefois la mort subite. Cette passion est surtout nuisible aux personnes délicates et attaquées de maladies nerveuses. J'ai vu, dit M. Buchan, une femme *hystérique*, mourir dans un violent accès de colère. Toutes ces personnes doivent être singulièrement en garde contre les accès de cette passion.

Il est vrai qu'il n'est pas toujours en notre pouvoir de ne pas nous mettre en colère ; mais nous pouvons certainement toujours ne pas conserver le ressentiment dans notre âme. Le ressentiment épuise les forces de l'esprit, occasionne les maladies chroniques les plus opiniâtres, et ruine insensiblement la *constitution*. Rien ne montre plus de grandeur d'âme que le pardon des injures. Il entretient la paix dans la société ; il nous soulage ; il concourt à conserver la santé ; il nous conduit à la félicité.

Ceux qui connaissent le prix de la santé devraient éviter la colère comme le poison le plus mortel. Ils ne doivent point ouvrir l'oreille au ressentiment ; ils doivent faire tous leurs efforts pour que leur âme soit toujours calme et tranquille. Rien ne contribue davantage à la conservation de la santé, qu'une tranquillité constante d'esprit.

On voit que cette passion est une de celles sur lesquelles la médecine a le moins d'empire. C'est donc à la morale, comme le fait remarquer M. Duplanil, que nous devons recourir pour en prévenir les suites funestes. Et voici le portrait qu'en a fait le sage Charron, et lequel nous donne ensuite le moyen de nous en préserver. Nous ne changeons rien à son style un peu gothique :

« *Cette passion, dit-il, a souvent des effets lamentables : elle nous pousse à l'injustice ; elle nous jette dans de grands maux, par son inconsidération ; elle nous fait dire et faire des choses messéantes, honteuses, indignes, quelquefois funestes et irréparables ; d'où s'ensuivent de cruels remords.*

« Les remèdes, continue-t-il, peuvent se réduire à trois chefs : le premier est de couper chemin à la colère et lui fermer toutes les avenues. Il faut donc se délivrer de toutes les causes et occasions de colère, ci-devant énoncées.

« Le second chef consiste : 1° à arrêter et tenir son

« corps en paix et en repos, sans mouvement ni agi-
« tation ; 2° dilation (délai, remise) à croire et pren-
« dre résolution, donner loisir au jugement de con-
« sidérer, se craindre soi-même, recourir à de vrais
« amis, et mûrir nos colères entre leurs discours ;
« 3° y faire diversion par tout ce qui peut calmer,
« adoucir, égayer.

« Le troisième chef est aux belles considérations,
« dont il faut abreuver et nourrir notre esprit de lon-
« gue main, des actions funestes et mouvements qui
« résultent de la colère, des avantages de la modé-
« ration, de l'estime que nous devons porter à la sa-
« gesse, laquelle se montre principalement à se re-
« tenir et se commander. »

XXXII.

Préceptes particuliers de santé pour les vieillards.

Lorsque l'on est assez heureux pour parvenir à l'âge avancé, il faut se conformer aux facultés de l'économie animale. Une vieillesse saine est la récompense de la frugalité et de la modération dans les plaisirs comme dans les passions ; mais, pour jouir de tous ces avantages, on doit observer ce que nous allons dire :

Dans la vieillesse, il faut écarter et fuir avec soin les veilles et les exercices trop violents. L'application qui tient l'esprit trop tendu, et les soucis qui affectent ceux qui se laissent dominer par le désir de la fortune et par les folles idées de l'ambition, nuisent beaucoup aux vieillards. En effet, à quoi bon troubler la tranquillité de sa vie pour des biens dont on peut à peine jouir ?... Alors, c'est semer pour ne jamais recueillir ; et c'est chercher à abréger ses jours sans aucun avantage réel.

Entre tous les moyens que nous croyons devoir proposer aux vieillards pour leur rendre heureux ce restant de vie qu'ils ont à passer, *le régime et la so-*

briété tiennent le premier rang. Un vieillard sage doit se former, d'après une longue expérience, un genre de vie qui soit analogue à son tempérament ; en un mot, il doit être, en quelque façon, le premier ministre de sa santé.

Les délayants, les aliments légers, tels que la panade, la soupe, le riz, la semoule, les potages, doivent être la base de leur nourriture. Le chocolat de santé à l'eau, une couple d'œufs frais, du pain trempé dans du bouillon, une croûte de pain avec un verre de vin et d'eau à égale partie, sont un très-bon déjeuner.

Le gibier dont la chair est blanche, certains poissons les moins visqueux, tels que le carlet, la sole, frits ou cuits à l'eau avec quelques racines de persil, un peu de poivre et de sel, conviennent très-bien dans l'âge avancé. On peut encore faire usage des fruits fondants, tels que les pêches, les poires, les fraises, etc. Les groseilles, même les cerises et une grappe de raisin, le tout bien mûr, ne peuvent pas nuire quand on en mange avec modération.

Quant au pain, il doit être bien fermenté et bien cuit, pas trop chargé de mie, et plutôt rassis que tendre. Le vin doit être vieux, léger, d'une bonne qualité ; il faut encore avoir soin de le bien tremper.

Les vieillards doivent encore s'habituer à diminuer la quantité de leur nourriture, et à mettre beaucoup d'intervalle entre leurs repas. Leur souper doit être léger ; ils feraient même beaucoup mieux de s'en dispenser. Cependant, s'ils ont besoin, une croûte de pain, un fruit bien mûr, un verre d'eau et de vin, doivent leur suffire.

Leurs exercices doivent être conformes à leurs forces. L'air de la campagne leur est plus favorable que celui des villes, qui est toujours épais et rarement salutaire, au lieu que le premier, quand on fait un bon choix de l'exposition, est ordinairement sain, s'il n'est pas trop vif.

Les vieillards ne doivent pas être moins attentifs à se tenir le corps propre, et à se bien couvrir, en hiver, particulièrement la tête, la poitrine, les bras, les mains, les jambes et les pieds.

Un sommeil doux et tranquille leur est très-salutaire ; il leur est encore très-essentiel de ne pas se coucher les extrémités froides. Enfin, leurs évacuations doivent être régulières autant qu'il est possible, et proprotionnées aux aliments qu'ils prennent. En un mot, ils doivent éviter de se laisser aller à la mauvaise humeur et à la colère : au contraire, ils doivent être gais et chercher des sociétés honnêtes, qui puissent leur faire oublier le poids des années. Une lecture trop longue et trop sérieuse les jette dans l'assoupissement, dans l'indolence et leur est très-nuisible.

Malgré toutes les précautions que l'on peut prendre pour jouir d'une bonne santé, on n'est point en droit de prétendre d'être à l'abri de certaines infirmités qui sont inséparables de la vieillesse. A mesure que nous avançons en âge, les ressorts de notre machine souffrent nécessairement des altérations qui dépendent de la vie plus ou moins licencieuse que l'on aura menée dans la jeunesse ; en un mot, d'un effet naturel qui veut que ce qui est exposé au mouvement et au frottement, se détruise par degré et insensiblement.

Dans la vieillesse l'oscillation des artères n'est plus aussi vive ; les forces digestives s'affaiblissent ; notre corps s'appesantit ; notre vue s'obscurcit ; notre marche n'est plus aussi assurée ; enfin, nos mains perdent de cette adresse et de cette légèreté qui annonçaient la force et l'éclat de l'homme ; en un mot, tout semble annoncer sa destruction qui peut être plus ou moins précipitée, en égard à la conduite qu'il observera dans un moment où, frustré d'une partie des plaisirs que lui offrait la jeunesse, *il ne doit plus songer à vivre d'une façon à se garantir des infirmités qui attaquent la vieillesse.*

Si le régime et la salubrité de l'air sont les moyens les plus certains pour jouir d'une bonne santé, même dans la jeunesse et dans la virilité, à bien plus forte raison ces moyens doivent-ils être utiles dans l'âge avancé.

Comme la vieillesse dépend du dessèchement des solides et de la viscosité des liqueurs, on doit avoir soin d'entretenir la souplesse des fibres, et de subtiliser les humeurs. Mais le manque de réflexion est cause que la plupart des vieillards donnent aveuglément dans une erreur qui leur est préjudiciable. Affaiblis par l'âge, par les exercices du corps, et souvent par les excès auxquels ils se sont livrés dans leur jeunesse, ils s'imaginent pouvoir se redonner une nouvelle vie, et réparer leurs forces en buvant et en mangeant beaucoup.

Si l'on examine attentivement la conduite de la plupart des vieillards, on y découvre beaucoup de ressemblance avec les enfants, ou du moins on leur reconnaît un défaut qui est propre aux derniers : la gourmandise. En effet, la plupart des vieillards aiment la bonne chère; séduits par ce plaisir, ils ne font aucun choix des mets, des boissons, etc. Ils se nourrissent avec avidité, de tout ce qui les flatte, sans considérer s'ils n'en éprouveront pas de mauvais effets.

Il faut encore observer que les maladies auxquelles les vieillards peuvent être sujets, demandent la plus grande attention pour le traitement, parce que les remèdes ne produisent pas toujours chez eux les mêmes effets que chez les jeunes gens.

Dans la vieillesse, le médecin est lui-même borné dans ce qu'il pourrait prescrire avec sûreté dans un âge moins avancé. La faiblesse de l'économie animale de son malade met des entraves à sa doctrine ; il ne peut agir qu'en tâtonnant, les coups de maître, suivant M. Buchan, lui sont défendus en quelque façon. Un homme moins avancé en âge supportera bien plus facilement l'effet de certains remèdes qui feraient périr un vieillard. Une évacuation ou une éruption critique pourrait se supprimer sur un homme viril, sans qu'il en résulte quelquefois des accidents graves, parce que la transpiration et l'exercice plus considérables pourront y suppléer; ce qu'on ne doit pas attendre des vieillards qui sont attaqués d'hémorrhagies, de dartres, de goutte, de dévoiement, etc. Si ces évacuations se suppriment, l'expérience démontre que, si l'on ne parvient pas à remettre la nature dans son premier état, c'est-à-dire, que si on ne peut pas rappeler ces évacuations, il y a lieu de craindre pour la vie du malade.

Dans ces circonstances, les moyens que l'on peut tenter et desquels on peut attendre le plus de succès, consistent dans l'application d'un cautère au bras, aux jambes ou à la nuque, eu égard aux circonstances, et l'on doit recourir aux avis d'un médecin éclairé.

Des observations constantes ont fait découvrir que les maladies les plus communes aux vieillards sont les affections scorbutiques, les ulcères aux jambes, les boutons et les échauboulures sur tout le corps et particulièrement au visage. A ces maladies on doit ajouter les enflures œdémateuses des cuisses, des jambes, et l'hydropisie.

Comme la plupart de ces dernières maladies dépendent presque toujours de la suppression de la transpiration, les vieillards ne doivent pas s'exposer à un air trop froid ou trop humide : ils doivent encore éviter de boire à la glace, et s'exempter de l'usage des aliments auxquels on a reconnu des qualités froides, tels que le melon, la courge, les concombres, les salades, etc. Quoique la cause la plus familière des accidents ci-dessus paraisse être l'âcreté et l'indolence des liqueurs, néanmoins, en examinant les choses de près, on en peut trouver de locales, lesquelles, jointes à une disposition naturelle, peuvent contribuer à aggraver le caractère de nombre de maladies.

XXXIII.

Des moyens de prévenir les maladies dont on est menacé.

Aux approches d'une maladie quelconque, et dès

qu'on juge en être menacé, il faut pour en prévenir les atteintes, se hâter d'en ôter la cause. Lorsqu'un homme est dans un état mitoyen entre la santé et la maladie, lorsqu'il a quelque indisposition qui l'affecte, sans l'obliger pourtant de quitter ses affaires et de garder le lit, un mal de tête supportable, par exemple, du dégoût, de la lassitude, de l'assoupissement, de la pesanteur, ou d'autres semblables symptômes; il n'attendra pas que le mal empire; il tâchera de remonter aux principes de ces légères incommodités, avant qu'elles se convertissent en des maladies plus sérieuses. Si, par exemple, la source du mal est une trop grande plénitude, ce qui s'annonce par la pesanteur de tout le corps, l'engourdissement, l'assoupissement et le gonflement de tous les membres, il doit se mettre à la diète; ou, s'il faut quelque chose de plus efficace, il doit recourir à la saignée ou au purgatif, le tout d'après l'avis de son médecin.

Si la plénitude paraît dépendre d'une indigestion ou d'un amas de crudités, il se tiendra chaudement. Il vivra quelques jours dans l'abstinence, dans une grande tranquillité, et il prendra quelque peu d'un bon vin pour se fortifier l'estomac. En général, il opposera, aux principes des maux dont il se plaint et dont il veut prévenir les suites, des moyens contraires à ceux qu'on doit attendre naturellement des causes qui ont donné lieu à ces maladies. Si les humeurs sont trop épaisses, il travaillera à les atténuer; si elles sont trop âcres, à les adoucir; si elles sont trop abondantes, à s'en décharger; si elles sont trop crues, à en faciliter la coction: enfin, il s'occupera à ouvrir une issue aux obstructions, etc.; mais tous ces moyens veulent être conciliés avec les avis d'un médecin éclairé.

Souvent, quand un commencement de frisson ou de toux annonce un prochain accès de fièvre, on peut prévenir ces accidents en prenant l'air, en faisant quelque exercice, ou en se réduisant à la diète et à l'usage de quelque tisane rafraîchissante.

L'abstinence, le repos, et l'eau chaude bue en

abondance, sont, suivant Bohërhaave, des moyens propres à éviter beaucoup de maladies, dont les symptômes ne manquent pas de s'annoncer quelque temps avant la déclaration complète de la maladie. Ensuite, un exercice modéré, mais continué jusqu'à ce que l'on s'aperçoive d'une légère sueur, et enfin une bonne dose de sommeil dans un lit où l'on ait pris soin d'être bien couvert, sont encore des moyens propres à relâcher les vaisseaux, à délayer les humeurs épaisses, et à se défaire de celles qui pourraient nuire.

Pour se préserver des impressions extérieures, rien ne convient mieux que d'être attentif à ne pas quitter trop tôt les habits d'hiver au printemps, et à ne pas les prendre trop tard en automne.

Enfin, il est encore nécessaire de s'assujétir à un régime d'autant plus facile qu'il soumet à des règles très-simples et peu compliquées. En été, la diète doit être légère, émolliente, laxative, humide et douce; il faut se nourrir de quelques fruits, de légumes, de laitages, de bouillons, etc., et boire beaucoup d'eau ou du vin bien trempé, et ne prendre qu'un exercice très-modéré, parce que dans cette saison, on dissipe beaucoup par la transpiration. En hiver, au contraire, la nourriture doit être sèche, solide, succulente; il y faut plus de sel et d'épices; la chair rôtie et le pain bien cuit sont préférables; il faut boire moins, mais du vin pur, et faire plus d'exercice. Enfin, au printemps et à l'automne, la diète et l'exercice doivent être tempérés, de manière qu'ils tiennent le milieu entre ce qu'exigent le froid de l'hiver et la chaleur de l'été, proportionnellement à ce qu'on approche plus de l'un ou de l'autre.

XXXIV.

Du sommeil.

Le sommeil ne demande pas moins à être réglé que le *régime*. Trop peu dormir affaiblit les nerfs, épuise les esprits et cause des maladies. Au contraire, trop dormir rend l'esprit et le corps pesants, dispose à l'apoplexie, à la léthargie et aux autres maladies de ce genre: *Un juste milieu est la règle que l'on doit suivre.*

Mais il est difficile de fixer la quantité de sommeil nécessaire à chaque individu. Les enfants en demandent davantage que les adultes; les gens laborieux, que les gens oisifs; ceux qui mangent et boivent beaucoup, que ceux qui vivent avec tempérance. Il est en outre difficile de mesurer la quantité de sommeil par le temps, puisqu'une personne sera souvent plus reposée après cinq ou six heures de sommeil, qu'une autre après huit ou neuf.

On peut satisfaire les enfants et les laisser dormir tant qu'ils le désirent; mais pour les adultes, six ou sept heures suffisent, et personne ne doit en prendre plus de huit, suivant M. Buchan. Telle est aussi la recommandation que nous a faite le grand saint François de Sales. Les personnes qui restent au lit plus de huit heures, sommeillent plus qu'elles ne dorment. Elles ne sont qu'agitées; elles ne font que rêver la plus grande partie de la nuit: elles sont abîmées vers le matin, et cet état dure jusqu'à midi.

Le meilleur moyen de rendre le sommeil salutaire, est de se lever de bonne heure. La coutume nonchalante de rester neuf ou dix heures au lit, non-seulement rend le sommeil moins avantageux, mais encore dispose les nerfs au relâchement et à la faiblesse.

La nature a voulu que la nuit fût le temps du sommeil. Rien de plus contraire à la santé que de passer les nuits sans dormir. C'est un des plus grands malheurs, qu'un usage aussi destructeur de la santé soit si fort à la mode. Nous voyons tous les jours combien le défaut de sommeil, dans le temps convenable, ruine promptement le tempérament le mieux constitué, par l'aspect blême et défiguré de ceux qui, selon l'expression ordinaire, *font du jour la nuit, et de la nuit le jour.*

M. Duplanil fait remarquer que le sommeil est plus

tranquille et plus doux pendant que le soleil est sous l'horizon, au lieu que l'air échauffé par ses rayons ne maintient pas nos sens dans un aussi grand calme. Aussi l'habitude la plus salutaire est certainement de se lever et de se coucher avec le soleil; d'où il suit que dans nos climats l'homme et tous les animaux ont, en général, besoin de dormir plus longtemps l'hiver que l'été.

Pour rendre le sommeil salutaire, il est encore nécessaire de prendre un exercice suffisant pendant le jour, de souper légèrement, et enfin de se coucher l'esprit aussi gai et aussi tranquille que possible.

Il est vrai que l'excès d'exercice, comme sa trop petite quantité, s'oppose au sommeil. Cependant nous voyons rarement que les personnes actives et laborieuses se plaignent de ne pas reposer la nuit. Nous voyons, au contraire, que ce sont les oisifs et les indolents qui, en général, passent de mauvaises nuits. Est-il étonnant que le lit ne soit pas agréable à une personne qui reste tout le jour dans un fauteuil? Une grande partie des plaisirs de la vie consiste dans l'alternative du repos et du mouvement; et quiconque ne connaît point le dernier, n'est point dans le cas de goûter les douceurs du premier. Un ouvrier qui va même jusqu'à se fatiguer, goûte plus de vrai plaisir à table et au lit, que ceux qui ne font pas d'exercice, quelques somptueux que soient leurs repas, quelque molle que soit leur couche.

C'est une vérité, même proverbiale, que *petits soupers donnent grand sommeil*. La plupart des personnes sont sûres d'avoir de mauvaises nuits, pour peu qu'elles fassent d'excès à souper, ainsi que nous l'avons déjà fait remarquer; et si elles s'endorment, les aliments dont leur estomac est surchargé oppriment ce viscère, troublent l'esprit, occasionnent des rêves effrayants, produisent un sommeil interrompu, l'*incube*, etc.; mais si ces mêmes personnes ne se couchent qu'après un léger souper, ou veillent pour laisser faire la digestion de ce qu'elles ont mangé, elles goûtent les douceurs du repos et se lèvent défatiguées.

Il est vrai qu'il y a quelques personnes qui ne peuvent se coucher sans avoir pris quelque nourriture solide le soir; mais cela ne les oblige pas à faire un grand souper. D'ailleurs, ce ne peut être que celles qui se sont d'elles-mêmes habituées à cet usage, et qui ne prennent pas une suffisante quantité d'aliments solides dans le jour.

Rien n'est plus capable de troubler notre repos que le chagrin; quand l'esprit n'est pas à son aise, on goûte rarement un sommeil tranquille. Ce grand soulagement de l'humanité s'éloigne souvent du malheureux qui en a le plus besoin, tandis qu'il vient trouver celui qui est heureux et content. Cette vérité devrait engager tous les hommes à faire tous leurs efforts pour ne se coucher que lorsque leur esprit est le plus tranquille qu'il est possible. Il y a des personnes qui, à force de s'abîmer dans des réflexions tristes et désagréables, ont tellement éloigné le sommeil de leurs paupières, qu'elles n'ont jamais pu le goûter par la suite.

La bonne conduite est la mère de la gaîté; la gaîté est la mère de la santé, et la santé est la mère du doux sommeil. On voit donc que le sommeil tranquille ne peut se trouver où la pureté des mœurs ne se trouve pas; parce que où manque cette dernière, la tranquillité de l'âme et le contentement de l'esprit ne sauraient avoir lieu. Le chagrin et la tristesse dans un homme fait, ne peuvent être que le fruit des remords, qui jettent les fibres dans le relâchement, troublent les digestions, détruisent les forces, et conduisent à la destruction universelle de tout le corps.

Le bonheur et la santé ont une même source : l'intégrité de la conscience. Malheur à ceux qui, s'occupant sans cesse du beau et de l'honnête, voient le bien et font le mal ! Ils se privent par là du plus doux des plaisirs, le souvenir d'une bonne action, dont les effets, comme ceux de tous les sentiments agréables, sont de porter dans toutes les fonctions une force, une aisance, une régularité, qui sont la base d'une santé ferme et constante. On ne peut penser qu'avec délices à la fin douce et consolante de ces hommes respectables, qui, suivant le conseil de Pline, avaient vécu pendant toute leur vie, comme on se propose de vivre quand on est bien mal, et qui ont joui jusqu'au bord du tombeau, dans une vieillesse avancée, des douceurs d'une conscience sans reproche, de la vivacité de leurs sens et de la force de leur génie. Le célèbre historien Paul Jove, ayant demandé avec étonnement à Nicolas Leoniceni, l'un des hommes de lettres les plus illustres dans le XVIe siècle, par quel secret il avait conservé pendant plus de quatre-vingt-dix ans une mémoire sûre, des sens entiers, un corps droit, une santé pleine de vigueur, ce médecin lui répondit que c'était l'effet de l'innocence des mœurs, de la tranquillité de l'esprit et de la frugalité. Leoniceni naquit à Vicence en 1428, et mourut à Ferrare en 1524, après y avoir enseigné et pratiqué la médecine plus de soixante ans.

Le sommeil pris dans le commencement de la nuit, est, en général, celui qui délasse et défatigue le plus : que cela soit l'effet de l'habitude ou non, c'est ce qu'il est difficile de dire. Cependant, comme les hommes sont accoutumés à se coucher de bonne heure dans l'enfance, il est à présumer que dans la suite le sommeil, à cette heure, leur devient plus favorable par l'habitude. Mais, que le commencement de la nuit soit le meilleur temps pour le sommeil, ou qu'il ne le soit pas, le commencement du jour est certainement le meilleur pour les affaires et pour l'exercice. J'ai vu peu de personnes se levant matin, ne pas jouir de la meilleure santé.

XXXV.

Des avantages et des signes de la santé.

On ne connaît bien exactement les avantages de la santé que lorsqu'on est malade ; alors, que de regrets, quand une vie déréglée y a donné lieu ! C'est en vain qu'on déplore son état ; la nature opprimée se venge à son tour : mais il est bien plus aisé de conserver la santé que de la rétablir. Les soins que l'on est obligé d'apporter pour remédier à une maladie actuelle, la détruisent quelquefois efficacement ; mais, malgré cela, il y a toujours lieu de craindre que la masse du sang soit infectée de mille autres germes de maladies plus dangereuses et que le temps seul puisse découvrir. Aussi la médecine, qui a pour objet la conservation de l'économie animale, est de toutes les sciences humaines la plus importante; elle serait sans doute bien plus agréable pour ceux qui la professent, si chaque homme était assez raisonnable pour être, le plus souvent, son médecin lui-même, en s'observant dans toutes les actions de la vie : alors les effets des maladies seraient plus naturels, moins fréquents, moins graves, et plus aisés à combattre. D'un côté, l'on ne verrait pas tant d'hommes périr à la fleur de leur âge; et, de l'autre, les médecins ne seraient point exposés à ces reproches aussi injustes que mortifiants, quand les succès ne sont pas toujours heureux.

Les autres avantages de la vie, dit le célèbre Tissot, *sont bien peu de chose sans la santé ; sans elle, tout est à charge, même jusqu'aux plaisirs.* Mais malgré tout ce qu'on peut dire sur un objet aussi important, et sur tous les accidents qui résultent du manque d'attention que l'on apporte à la conservation de la santé, il n'y a encore que trop de gens qui regardent comme futiles et comme des rêveries, les préceptes salutaires que d'honnêtes médecins se sont efforcés de leur communiquer. A quoi bon ce rigorisme, disent-ils? Faut-il s'exposer à vivre tristement, et suivre un régime qui ne peut être qu'à charge? Ce raisonnement, comme on peut en juger, n'a pour base aucun principe raisonnable; car est-il plus avantageux de se livrer, pendant un court espace de la vie, à ses caprices et à toute la vivacité de son tempérament, que d'éviter de périr promptement, ou de mener une vie remplie d'infirmités et de douleurs? Cependant nous convenons que trop de scrupule pour la santé peut dégénérer en faiblesse; mais cet abus particulier peut-il balancer l'utilité générale des préceptes de modération, qui nous font trouver dans une vie sobre et frugale, des plaisirs sans retour?

Pour jouir d'une bonne santé, il faut d'abord avoir les parties essentielles à la vie bien conformées, telles sont la tête, la poitrine et le bas-ventre. Il faut avoir une bonne constitution, c'est-à-dire tous les viscères en bon état, avec les os forts et gros, plus de chair que de graisse, la tête grosse, la poitrine large et le ventre peu élevé; l'appétit ne doit être ni trop grand ni trop petit: on doit aller à la selle tous les jours, uriner peu et transpirer beaucoup. Quand on a mangé, on doit avoir les membres souples, être léger et n'avoir aucune envie de dormir; on ne doit ressentir aucune douleur: enfin, on doit jouir d'un sommeil doux et tranquille, et qui soit d'environ sept heures.

Mais, d'après ce que nous venons de dire des signes de la bonne santé, il y a, à cet égard, des nuances infinies, depuis cet état parfait de santé jusqu'à celui de la maladie, dans lesquelles on ne cesse pas d'éprouver un bien-être relatif à son tempérament. Ce tableau d'une parfaite santé, que nous venons d'exposer, doit servir à saisir les moindres dérangements qui arrivent dans l'économie animale, afin d'y remédier avant qu'ils produisent des suites souvent incurables. Il est bien plus facile de prévenir les maladies que de les guérir.

XXXVI.

Des indications qui annoncent une longue vie et des moyens qui la procurent.

Quand le frottement continuel des solides et des fluides dans le corps humain s'exécute avec violence, il n'en peut résulter qu'un effet des plus funestes, l'accélération de la mort, et conséquemment le raccourcissement de la vie. Au contraire, si ce frottement s'opère avec douceur, toute la machine doit s'en ressentir avantageusement, ses ressorts se conserver longtemps, et la mort arriver avec plus de lenteur.

De là, il est aisé de voir qu'une longue vie peut être l'ouvrage de la nature ou celui de l'art, mais surtout des secours de l'art prêtés aux forces de la nature par une heureuse association.

Il y a des signes naturels, par lesquels on peut juger qu'un homme est fait pour vivre longtemps. On peut mettre au rang des principaux : 1° d'être né d'une famille où l'on vit longtemps ; 2° d'être, par complexion, tranquille, content, et de bonne humeur ; 3° d'avoir le corps bien proportionné et ses parties dans une juste symétrie, le tronc bien nourri, les membres avec leurs jointures bien fournis, la tête et le cou plutôt gros que trop petits à proportion de la taille ; 4° d'avoir les vaisseaux d'une consistance solide et ferme, les fibres pas trop grosses, les veines larges et élevées, quelque chose de creux dans le son de la voix, la peau ni trop douce ni trop blanche; 5° de dormir profondément et longtemps.

XXXVII.

Des différentes espèces de maladies propres à tous les âges.

La virilité est l'âge où l'homme jouit de toute sa force et dans lequel il peut profiter des agréments de la vie, s'il n'a point abusé de sa jeunesse : c'est à cet âge qu'il doit être son guide dans toutes ses actions et qu'il peut par là se mettre à l'abri de nombre de maladie que la vivacité de la jeunesse ne sait pas éviter. Mais, malgré tous les avantages dont on jouit dans la virilité, on n'en est pas moins porté à se tromper souvent soi-même ; on s'imagine que, parce qu'on a bien supporté, dans sa jeunesse, l'assaut de nombre de maladies qui sont la suite de l'intempérance, on peut s'y abandonner avec plus de sûreté, parce qu'alors on a plus de force. On se flatte ; on s'abandonne à la sécurité : on est même surpris de ce qu'on sent ses forces diminuer insensiblement ; en un mot, on ne peut pas croire que cet affaiblissement, qui se fait par degré, doit sa source aux dérèglements de la jeunesse. Tel est l'homme : il ne connaît les dangers que lorsqu'il y est tombé ; et c'est ainsi qu'il travaille à sa destruction.

XXXVIII.

Des coliques.

Comme les coliques viennent de plusieurs causes, et qu'elles occupent différentes parties du ventre et du bas-ventre, on a cru devoir en former différentes classes.

En général, les coliques s'annoncent dans les deux sexes par des douleurs plus ou moins vives qui occupent le lieu infecté de la colique. Toutes les espèces de coliques, de simples qu'elles étaient d'abord, peuvent devenir très-graves et même mortelles, si on les néglige, ou si on n'apporte pas les remèdes convenables. De plus, si, aux effets inséparables de cette maladie, il se joint la constipation, la suppression des urines, la fièvre, etc. ; enfin, si les sueurs froides et les convulsions se mettent de la partie, le malade court le plus grand risque de périr, et l'on doit se hâter d'appeler le médecin.

Toutes les coliques, de quelque espèce qu'elles soient, peuvent dépendre d'une cause externe, comme d'une cause interne. Les causes externes sont de boire à la glace, de s'exposer à l'air froid quand on a bien chaud, de se baigner une partie du corps, ou le corps tout entier, en sortant de table, ou pendant que la digestion s'opère.

Les causes internes sont une bile âcre, des aliments d'une mauvaise digestion, les excès dans le boire et dans le manger, l'impression des substances vénéneuses, etc.

XXXIX.

Des faiblesses de poitrine.

Il y a des faiblesses de poitrine qui ne sont que momentanées. Celles-ci dépendent des courses que l'on peut faire à pied ou à cheval; d'un air épais ou sulfureux que l'on respire. Ces faiblesse ne sont pas toujours dangereuses; elles interceptent pour un moment la liberté de la respiration, et elles ne produisent qu'une espèce d'oppression, à laquelle on remédie en se reposant dans le premier cas, et en respirant un air plus libre, dans le second. Il faut observer cependant que, si l'oppression dépend des parties sulfureuses, l'air libre doit être pris par degrés. Mais les faiblesses dont nous voulons parler, sont ordinairement les suites d'une constitution faible et délicate, et, le plus souvent, de l'abus en toutes sortes d'excès que l'on fait dans sa jeunesse. Les personnes dont la poitrine est attaquée, sont ordinairement hautes en couleur, quoique le fond de leur teint soit livide; elles ont les veines très-apparentes, parce qu'elles sont peu recouvertes par la peau qui est dépourvue de son tissu graisseux; ou bien, si les malades paraissent jouir d'un certain embonpoint, ce n'est qu'une bouffissure que l'on reconnaît à la mollesse des chairs. D'ailleurs elles ont les yeux enfoncés et comme cernés, la voix rauque; elles sont toujours altérées : insensiblement les digestions deviennent laborieuses. Les rots, les borborygmes et la toux sèche se déclarent, et deviennent plus fréquents à mesure que la poitrine s'affecte. L'humeur de la poitrine sort avec peine; elle est plus ou moins verdâtre, plus ou moins fétide; elle acquiert une qualité purulente, et elle est souvent tachée de filets sanguins. Enfin, les étouffements se manifestent; ils sont plus fréquents au réveil que dans le courant de la journée. Les coliques, les dévoiements ont lieu de temps à autres; et tous ces symptômes de l'appauvrissement, du dessèchement et de la disette des sucs nourriciers, conduisent le malade à une perte considérable de ses forces, à l'amaigrissement, et insensiblement à sa fin.

Comme tous ces accidents ne se dénotent que par degrés, il est certain que le malade pourrait en éviter les suites funestes, soit en supprimant lui-même les causes qui y ont donné lieu soit par un régime et une conduite convenables, soit en recourant aux conseils d'un médecin éclairé.

XL.

Des affections de l'estomac.

Lorsque l'estomac est affecté, on ressent ordinairement des douleurs à la fossette du cœur; l'estomac éprouve des espèces de pesanteurs; en un mot, les rapports plus ou moins désagréables, les rots, les vents, les bâillements, etc., sont autant de signes généraux et particuliers qui indiquent suffisamment le bon ou le mauvais état de ce viscère. Les douleurs que l'on ressent alors, dépendent de différentes causes, dont les unes sont naturelles, telle que la délicatesse de l'estomac même : quant aux causes qui peuvent être personnelles, parce qu'on est souvent le maître de n'y pas donner lieu, elles dépendent du mauvais choix des aliments, de leur quantité, de leur apprêt, du temps où on les a pris, et des circonstances dans lesquelles on s'est trouvé avant et après les avoir pris.

Quelles que soient les douleurs d'estomac, si on en excepte celle qui est accompagnée de fièvre, et qui menace d'une inflammation prochaine, il est rare qu'on soit obligé d'en venir à un traitement aussi rigoureux que celui qu'exigent les accidents ci-dessus.

Il faut encore observer que les douleurs d'estomac peuvent dépendre de l'acte vénérien, immédiatement après qu'on a mangé; l'espèce de convulsion dans laquelle l'économie animale entre dans ce moment, trouble la digestion et donne lieu aux douleurs d'estomac et aux autres accidents qui les accompagnent.

On ne doit donc pas confondre la faiblesse de l'estomac avec ce que l'on doit nommer *douleurs*; cependant, combien de gens prennent le change, et s'imaginent se guérir en se livrant à l'excès des liqueurs spiritueuses, aux mets épicés, etc.

Les tempéraments phlegmatiques et les mélancoliques éprouvent plus communément des douleurs d'estomac que les tempéraments sanguins. Chez les premiers, les digestions sont lentes et laborieuses, les douleurs sont moins vives, mais plus longues; au lieu que, chez les tempéraments sanguins, les digestions sont plus promptes, les douleurs plus vives, et leurs suites tendent plus aisément à l'irritation et à l'inflammation. Ce que nous avons dit des maladies propres à chaque tempérament, doit guider sur la conduite que l'on doit tenir, eu égard à la constitution personnelle.

XLI.

Des rhumes.

Les rhumes de poitrine attaquent plus particulièrement les jeunes gens d'un tempérament phlegmatique. Le rhume de cerveau est fréquent chez les tempéraments mélancoliques; et les maladies aiguës, ainsi que celles qui sont inflammatoires, attaquent plus facilement les tempéraments sanguins et bilieux.

D'après ce que nous venons de dire au sujet des rhumes, les tempéraments qui y sont plus particulièrement exposés, doivent se tenir chaudement aux approches des saisons pluvieuses; ils doivent se vêtir de manière à se préserver de l'humidité, sans avoir trop chaud; le feu des poêles leur est très-nuisible. Les rhumes qui surviennent à ces sortes de tempéraments, sont moins dangereux que ceux qui arrivent aux autres tempéraments; et, si les premiers ont des suites, elles dépendent fort souvent du peu de précautions qu'on y apporte dans les commencements.

Quant à ceux qui attaquent les tempéraments sanguins, on en doit craindre les suites, à raison de l'abondance du sang, de l'activité de la circulation et de l'exaltation de la bile et des autres humeurs, qui portent l'incendie du côté de la machine, où se fait l'engorgement.

On connaît asssez les signes des rhumes de cerveau, sans que nous soyons obligés de les exposer ici.

La toux, la difficulté de respirer, les étouffements, le dégoût, sont ordinairement la suite des rhumes de poitrine; jusque là, cette espèce de rhume n'est pas dangereuse; mais, si on la néglige, et que la fièvre, l'insomnie et le point de côté se déclarent, la maladie est des plus graves, et demande de prompts secours.

La plupart des rhumes dépendent le plus souvent d'une transpiration arrêtée, comme lorsque l'on a subitement froid après avoir eu chaud, ou d'un air épais et chargé de brouillards, et qui s'insinue dans la poitrine.

Il est aisé de s'opposer à ces causes, en ne se livrant pas à des exercices violents, capables d'augmenter la transpiration et en ne s'exposant pas alors à un air froid. On doit éviter également, dans ce moment, les boissons trop fraîches et l'humidité; si l'on veut changer de linge, il faut qu'il soit bien sec. On évite les brouillards soit en gardant la chambre, ce qui est plus sûr, soit en mettant un mouchoir devant sa bouche si on est obligé de sortir. D'ailleurs, comme les brouillards sont moins épais et moins abondants, depuis dix heures du matin jusqu'à quatre heures après midi, qu'ils ne le sont dans les autres moments du jour, il faut, autant qu'il est possible, que les tempéraments phlegmatiques et les mélancoliques évitent de sortir avant ou après les heures que nous avons indiquées comme étant les moins dangereuses.

On peut être enrhumé dans toutes les saisons de l'année, et particulièrement les jeunes gens, à cause de l'interception de la transpiration. Les rhumes d'été, eu égard à la violence de la chaleur, qui augmente l'effervescence des liqueurs, dégénèrent assez souvent en pleurésie vraie ou fausse.

XLII.

Des hémorrhoïdes.

Quoique cette maladie paraisse peu de chose au premier coup d'œil, néanmoins les douleurs et la gêne qu'elle occasionne, principalement quand on marche ou qu'on s'assied, lorsqu'on va à la garde-robe, ainsi que les accidents qui en résultent quelquefois, méritent les plus grands égards.

Il ne faut pas confondre les hémorrhoïdes avec certaines tumeurs qui occupent la même place, mais qui doivent leur origine à un commerce impur, et qui sont des symptômes de la *syphilis* ou maladie vénérienne.

Les personnes des deux sexes, par une disposition des vaisseaux hémorrhoïdaux, peuvent être sujettes à cette maladie, quoiqu'elles mènent une vie réglée.

Cependant, il est bon d'observer que cette cause n'est pas la seule, mais qu'une vie déréglée, l'abus des liqueurs spiritueuses, les courses à pied et à cheval, les exercices violents, les efforts que l'on fait pour aller à la selle, la vie sédentaire et, chez les femmes la grossesse et les accouchements peuvent y donner lieu. Quand ces dernières causes ne sont pas celles de la maladie, alors on ne peut l'attribuer qu'au volume du sang qui se dépose, par préférence, sur les vaisseaux hémorrhoïdaux, comme il arrive aux tempéraments sanguins.

Les hémorrhoïdes sont du nombre de ces maladies pour lesquelles on ne manque pas de proposer des remèdes de toutes espèces. Chacun vante le sien ; mais, le plus souvent, les promesses sont sans effet. On retire beaucoup plus de succès de ceux que peut conseiller un médecin éclairé.

XLIII.

Des écrouelles ou des humeurs froides.

Cette maladie affecte principalement les glandes, et surtout celles du cou. Les enfants et les jeunes personnes qui mènent une vie sédentaire, y sont très-sujets. M. Duplanil fait remarquer que les enfants qui ont de la vivacité dans l'esprit et un jugement prématuré, en sont plus souvent attaqués que les autres. Les personnes qui habitent les lieux froids, humides et marécageux, y sont le plus exposés.

C'est encore une de ces maladies qu'on peut guérir par un régime convenable, *mais qui cède rarement aux remèdes.*

La disposition héréditaire du sujet, et la contagion communiquée par une nourrice infectée d'*écrouelles,* sont les causes les plus ordinaires de cette maladie. Les enfants qui ont eu le malheur d'être nés de pères et mères malades, dont la constitution était viciée par une maladie vénérienne, ou par tout autre maladie chronique, sont exposés aux écrouelles.

Elles peuvent encore être la suite des maladies qui affaiblissent le tempérament ou vicient les humeurs, comme la rougeole, la petite vérole, etc.

Des blessures, des coups, et autres accidents extérieurs produisent quelquefois *des ulcères écrouelleux;* mais alors il faut croire que le sujet avait une disposition prochaine à cette maladie.

En un mot, tout ce qui tend à vicier les humeurs à relâcher les solides, fraie le chemin aux écrouelles; comme le défaut d'exercice; avoir trop chaud ou trop froid, respirer un air renfermé; manger des aliments malsains; boire des eaux corrompues; faire un trop long usage d'aliments peu substantiels, faibles, aqueux; négliger la propreté, etc. D'ailleurs, rien ne contribue davantage à procurer cette maladie aux enfants, que de les laisser trop longtemps dans l'ordure et dans la malpropreté.

Cette maladie s'annonce d'abord par de petites duretés sous le menton ou derrière les oreilles. Ces duretés augmentent insensiblement en nombre et en grosseur, jusqu'à ce qu'elles forment une *tumeur* dure et considérable. Ce n'est quelquefois qu'au bout d'un temps assez long, que cette tumeur s'ouvre ; et quand elle est une fois ouverte, elle distille une sanie claire ou une humeur aqueuse.

Cette maladie se manifeste en outre dans d'autres parties du corps, comme aux aisselles, aux aines, aux pieds, aux mains, à la poitrine, etc. Les parties internes n'en sont pas plus exemptes ; car elle attaque souvent les poumons, le foie et la rate ; j'ai vu souvent, dit M. Buchan, les glandes du *mésentère* singulièrement gonflées par cette maladie.

Les ulcères opiniâtres qui se forment sur les pieds et sur les mains, accompagnés de gonflement avec peu ou point de rougeur, sont d'un genre *scrofuleux*. Ils donnent rarement un pus convenable, et sont singulièrement difficiles à guérir.

Le symptôme le plus général des écrouelles, est le gonflement de la lèvre supérieure et du nez.

Comme cette maladie vient en grande partie de relâchement, la diète doit être fortifiante et nourrissante, mais en même temps légère et de facile digestion. Ainsi, pour répondre à cette double indication, on nourrira le malade de pain fait de bon grain et bien fermenté ; de viande ou de bouillon de jeunes animaux, et on lui fera boire de temps en temps un verre de bon vin. On lui fera respirer un air pur, sec, mais qui ne soit point trop froid, et il prendra autant d'exercice que ses forces pourront le lui permettre.

L'exercice est de la plus grande importance, dans cette maladie, et les enfants qui en prennent autant qu'ils le peuvent, en sont rarement attaqués.

XLIV.

Des Indigestions.

Tout le monde connaît cette maladie, dont les estomacs qui sont dans le meilleur état ne sont pas exempts, et dont on est attaqué après quelques excès dans le boire comme dans le manger.

L'indigestion s'annonce par des douleurs et des pesanteurs à la tête, des envies de vomir, des anxiétés, des rapports, le hoquet, le vomissement, le cours de ventre, etc. Elle est quelquefois accompagnée d'assoupissement, de délire et de fièvre plus ou moins forte.

Au lieu de recourir, comme on fait toujours, aux eaux spiritueuses, telles que celles de mélisse, de cologne, etc.; aux liqueurs fortes, comme à l'eau-de-vie, aux ratafias, etc., drogues qui ne font qu'aggraver le mal, en allumant la fièvre et en donnant de l'intensité aux accidents, il faut noyer, si l'on peut parler ainsi, le malade d'eau tiède, ou de thé léger, afin de provoquer le vomissement, qui communément emporte avec lui la cause et les effets de l'indigestion.

XLV.

De l'apoplexie.

L'apoplexie est une privation des sens externes, et des mouvements volontaires; ces symptômes en sont même le caractère essentiel. Cette maladie prend plus ou moins brusquement, et elle a des signes avant-coureurs tels que la douleur pesante de la tête, des tempes, des yeux, les envies de dormir, etc., l'engourdissement des membres, la bouche contournée, le tintement d'oreilles, la difficulté de parler, le grincement des dents pendant le sommeil, la goutte irrégulière que l'on ne doit pas confondre avec le dernier degré du vertige, avec le catarrhe suffoquant, les effets et les exhalaisons de certaines matières putrides; enfin, avec les suites des commotions du cerveau, des coups de soleil, des excès de la bouche, des passions vives de l'âme, etc.

Eu égard aux différents symptômes et aux causes de l'apoplexie, on en distingue de trois espèces : la sanguine qui vient de la stagnation, et le plus souvent de l'épanchement du sang dans les vaisseaux du cerveau; la séreuse dans laquelle la lymphe prédomine et agit de la même manière que le sang dans l'apoplexie sanguine : enfin, l'apoplexie accidentelle qui peut être l'effet d'une compression du cerveau, soit par des abcès ou par toute autre tumeur dans cette partie, soit encore par la présence d'un liquide quelconque à la suite d'un coup, d'une chute, d'une plaie, etc.; soit, enfin, par la suppression et le dérangement des os du crâne.

L'apoplexie sanguine attaque plus particulièrement les tempéraments pléthoriques et les sanguins qui se livrent facilement à la colère; elle n'est pas ordinaire aux vieillards dont la circulation est ralentie, les fibres plus souples, et les passions moins vives. L'apoplexie séreuse les attaque plus particulièrement, eu égard à l'épaississement des liqueurs, à la lenteur de la circulation, à la diminution des évacuations, et surtout de la transpiration.

Quant à l'apoplexie accidentelle, elle appartient à tous les tempéraments, aux différents sexes, et à tous les âges; au lieu que les autres n'ont guère lieu que dans la virilité, et dans l'âge avancé chez les hommes; elle peut aussi se manifester chez les femmes, lors de la cessation de leurs règles. On observe encore que l'apoplexie sanguine est plus fréquente dans les chaleurs que dans une saison tempérée, ou du moins que la première température est une cause disposant à cette maladie. Quant à l'apoplexie séreuse, elle a lieu particulièrement dans l'automne, dans l'hiver, dans les temps de brouillards, ou lorsqu'on s'expose à un air épais ou humide. Ces différences, par rapport aux saisons dans lesquelles les apoplexies ont lieu, dépendent de l'effet de l'atmosphère sur les liqueurs. La chaleur de l'été les met en effervescence, augmente leur circulation, et facilite leur séjour et leur engorgement si les autres évacuations ne sont pas suffisantes, ou si les pores de la peau ne sont pas suffisamment dilatés, pour permettre l'évacuation de cette surabondance de fluides par une plus grande transpiration. En effet, comme on urine, qu'on se mouche et qu'on crache moins en été qu'en hiver, il faut nécessairement que la transpiration y supplée, pour qu'il n'en résulte pas d'accidents.

Au contraire, en hiver, les liqueurs éprouvent une condensation et un ralentissement dans leur circulation. La transpiration est moins abondante, mais les autres évacuations, telles que l'urine, la salive et la morve, doivent s'évacuer en plus grande quantité, pour que l'économie animale n'éprouve point de dérangement notable. Mais, si ce que nous venons d'exposer n'a pas lieu, on doit craindre l'une ou l'autre apoplexie, eu égard à l'âge, au tempérament, au genre de vie, et aux différentes circonstances dans lesquelles on peut se trouver.

Nous croyons encore devoir faire observer que les tempéraments sanguins, qui mangent beaucoup, qui se livrent aux liqueurs spiritueuses, aux exercices violents, principalement dans l'été, s'exposent à l'apoplexie qui leur est particulière.

Les vieillards qui mangent trop, et surtout des mets lourds, pesants et de difficile digestion, qui restent sédentaires, qui s'efforcent pour rallumer des désirs passés, s'exposent également à l'apoplexie.

On distingue assez facilement les dispositions à l'apoplexie, par la disposition corporelle. Les personnes qui en sont particulièrement menacées, sont ordinairement d'une petite taille ; elles ont les membres forts, les vaisseaux très-apparents ; elles ont encore le cou court, le visage haut en couleur, et la tête peu conforme aux proportions qu'elle doit avoir pour être bien faite ; car alors elle est trop grosse. Ceci regarde les dispositions à l'apoplexie sanguine.

Les personnes qui sont disposées corporellement à l'apoplexie séreuse, sont quelquefois plus grandes que les premières ; mais elles sont plus corpulentes et paraissent beaucoup plus grasses. Leur chair est molle et n'est qu'une espèce de bouffissure : elles n'ont presque point de couleur ; le blanc des yeux tire sur le jaune : enfin elles sont mélancoliques et sujettes à des rapports, à des assoupissements et à des lassitudes, pour peu qu'elles marchent à pied. L'apoplexie sanguine se caractérise par la rougeur du visage, le gonflement extraordinaire des vaisseaux ; par les yeux à demi-ouverts et comme vitrés ; par la respiration qui est assez libre, mais avec ronflement et râlement : le pouls est plein et développé.

Dans l'apoplexie séreuse, la respiration est encore plus libre que dans la précédente : le pouls est toujours plus faible ; mais la pâleur du visage caractérise encore cette espèce d'apoplexie qui est quelquefois accompagnée de la convulsion des yeux. Enfin, les scorbutiques, les goutteux, ceux qui sont atteints de l'ischurie-rénale, qui prennent beaucoup de tabac, qui ont cessé de cracher, qui ont arrêté la sueur des pieds, sont sujets à l'apoplexie séreuse. Nous ne parlons point de l'accidentelle, parce que les causes et les signes en sont sensibles. De quelqu'espèce que soit l'apoplexie, elle demande les plus prompts secours.

Je connais un ouvrier, dit M. Duplanil, qui, depuis quatre ans, se garantit de l'apoplexie séreuse avec trois grains d'*émétique* qu'il prend en deux verres, et une couple de médecines après : il prend ces remèdes dès qu'il aperçoit que sa bouche veut se défigurer.

Les personnes qui ont des dispositions à l'apoplexie, ou qui en ont été déjà attaquées, doivent ne vivre que d'aliments légers et peu nourrissants, se priver de liqueurs fortes, d'aliments épicés et de haut goût. Ils doivent de même se tenir on ne peut plus en garde contre les passions violentes. Ils se feront raser la tête et la laveront tous les jours avec de l'eau froide. Ils se tiendront les pieds chauds, et ne souffriront jamais qu'ils restent longtemps humides. Ils s'entretiendront le ventre libre, par les aliments ou par des *laxatifs*. Il faut à quelque prix que ce soit, qu'ils fassent de l'exercice, qui cependant soit modéré.

Rien ne prévient plus heureusement l'apoplexie que les cautères ou les sétons; mais il faut avoir grand soin *qu'ils ne s'arrêtent point*, qu'on en ait ouvert d'autres en leur place. Ces personnes ne doivent jamais se coucher l'estomac plein et la tête basse : enfin, elles ne doivent rien porter autour du cou qu'il les serre trop.

XLVI.

De la paralysie.

La paralysie a lieu dans tous les pays. Il n'y a point de climat qui en soit exempt : elle est plus particulière aux vieillards qu'à ceux qui sont moins âgés. On vit longtemps avec cette maladie qui n'attaque ordinairement que quelques parties du corps : on périt promptement quand elle est générale; elle est assez souvent la suite de l'apoplexie, de la léthargie, de la phrénésie, etc. Quand elle vient d'elle-même, elle est moins dangereuse que quand elle est la terminaison de quelque maladie grave. La débauche, la crapule, le manque de régime, les vapeurs métalliques, l'administration des frictions mercurielles mal conduites, les opérations chimiques et pharmaceutiques faites sans précaution sur les acides corrosifs, sur les substances vénéneuses; enfin, les hémorrhagies, la supression de quelques évacuations particulières, peuvent être regardées comme capables d'occasionner la paralysie.

On observe, dans cette maladie, qu'on peut perdre le mouvement seul sans que le sentiment soit affecté; et qu'il n'y a que dans le plus haut degré de cette maladie qu'on perd le mouvement et le sentiment; de plus que le côté qui est affecté est souvent très-froid et amaigri, tandis que l'autre est chaud et profite du dépérissement de celui qui est malade.

L'hiver est la saison dans laquelle la paralysie se déclare plus communément, et dans laquelle il est inutile de tenter aucun remède. Le printemps et l'été sont plus favorables pour entreprendre ce traitement si toutefois il y a lieu d'en espérer du succès, surtout chez les vieillards, ou si la maladie est déjà ancienne, ou qu'elle dépende d'un nerf rompu ou coupé ; ce qui est douteux. La gaîté, le bon air, la dissipation, conviennent très-bien à cette maladie : le froid lui est contraire ; la chaleur lui convient. Enfin, une crise naturelle, telle qu'un accès de fièvre, et d'autres fois un tremblement, guérissent certaines paralysies, et rendent la santé aux malades.

L'exercice est de la plus grande importance dans la paralysie ; mais il faut que le malade se garantisse de l'air froid, épais et humide. Il faut qu'il porte de la flanelle sur la peau, et qu'il se transporte, s'il est possible, dans un pays plus chaud que celui qu'il habite.

XLVII.

De l'épilepsie et du haut-mal.

L'épilepsie est une privation subite de tout sentiment dans laquelle le malade tombe tout-à-coup, et cet état est accompagné *de violents mouvements convulsifs*.

Les enfants, surtout ceux qui sont élevés délicatement y sont le plus sujets. Cette maladie attaque plus souvent les hommes que les femmes, et elle est très-difficile à guérir.

L'épilepsie est quelquefois *héréditaire*. Elle peut aussi venir de frayeurs de la mère, tandis qu'elle était enceinte ; de coups, de meurtrissures et de blessures à la tête ; d'un amas d'eau, de sang ou d'humeurs séreuses dans le cerveau ; de polypes, de tumeurs ou de concrétions dans le crâne ; de l'ivrognerie, de maux de dents, des passions violentes, ou d'affections de l'âme, comme la frayeur, la joie, etc. Elle peut être encore communiquée par la contagion de plusieurs autres maladies, telles que la petite vérole, la rougeole, etc.

Un accès d'épilepsie est ordinairement précédé de lassitudes extraordinaires, de douleurs à la tête, de pesanteurs, d'éblouissements, de bruits dans les oreilles. La vue est trouble : on a des palpitations de cœur, un sommeil interrompu, et des vents dans les intestins. Les urines sont en grande quantité, mais claires ; le malade est pâle, il a froid aux extrémités, et il éprouve souvent une sensation semblable à celle d'un courant d'air froid qui lui monterait vers la tête.

Dans l'accès, le malade fait, en général, un bruit extraordinaire ; les pouces se courbent et se rapprochent du creux de la main ; il écume de la bouche ; les bras, les jambes se plient, se courbent, se tournent de diverses manières. Il est absolument privé de sens et de raison.

L'accès passé, les sens reviennent peu à peu ; le malade se plaint d'une espèce d'engourdissement, de lassitude, de douleurs de tête, sans conserver aucun souvenir de ce qui vient de lui arriver.

Une des principales raisons qui contribuent le plus à retarder les progrès qu'on pourrait faire dans le traitement de l'épilepsie, est la fausse honte qu'on y attache. Ce préjugé tire son origine de la superstition des anciens qui, ignorant les véritables causes de cette maladie, l'attribuaient à un acte particulier de la colère céleste, et regardaient un accès d'épilepsie, dans une assemblée publique, comme un signe de l'improbation des *dieux ;* ce qui la faisait rompre sur le champ, et rendait ceux qui en étaient attaqués, l'objet de l'exécration publique.

Les lumières qu'on a acquises depuis le temps des Comices, auraient dû effacer jusqu'aux moindres traces de cette opinion barbare qui a les suites les plus funestes. Car, en fuyant les malades qui en sont les victimes, on leur inspire de l'horreur pour eux-mêmes, on empoisonne leur existence, et, sans cesse irrités par les désagréments qu'ils éprouvent, cette cause ne contribue pas peu à entretenir leur maladie, et à l'augmenter.

L'épilepsie est sans doute plus fâcheuse pour le malade que plusieurs autres maladies ; *mais il n'en est point qui soit moins douloureuse.* En considérant le malade de sang-froid, on ne voit qu'un homme privé de tout sentiment, et, par cette raison, insensible aux coups, aux meurtrissures, aux déchirures qu'il se fait souvent, lorsqu'on l'abandonne à lui-même dans le temps de l'accès. Celui qui se casse un membre, qui se coupe la langue, etc., ne donne pas plus de signes de douleurs, que celui qu'on surveille de manière à prévenir ces accidents.

Le spectacle d'un accès d'épilepsie quelque triste qu'il soit, bien loin de nous inspirer de l'horreur et de l'éloignement, doit donc, au contraire, exciter notre pitié, et nous porter à garantir le malheureux qui en est l'objet des suites de cet accès, qui sont véritablement douloureuses pour lui.

D'ailleurs, l'épilepsie n'est pas aussi généralement mortelle qu'on s'est plu à le répéter, d'après Hippocrate. Toutes les maladies des nerfs sont difficiles à guérir, et l'épilepsie doit l'être plus qu'une autre, puisqu'elle est une des plus graves ; mais la croire incurable, c'est ignorer les ressources de la nature et de l'art.

Voici le pronostic que M. Tissot porte de cette maladie, d'après les observations des meilleurs praticiens.

L'épilepsie qui se manifeste dès l'enfance et qui persiste, est la plus opiniâtre ; et, malgré ce qu'on a pu dire, il n'est pas exactement vrai qu'elle se dissipe à l'âge de puberté.

Elle est moins dangereuse quand elle prend à l'âge d'un an et au-dessus, mais si on n'y apporte pas de prompts secours, les accès deviennent fréquents, les facultés intellectuelles souffrent, la santé même se dérange : ces enfants tombent souvent dans l'imbécilité, ils deviennent très-faibles ; quelquefois ils se nouent et périssent avant même d'atteindre l'âge de puberté ; et s'ils y parviennent, cette époque les tue et ne les guérit pas.

Cette funeste idée, que la maladie se dissipera à sept ou à quatorze ans, fait qu'on attend ces époques sans rien faire, et quand on demande du secours, il est trop tard pour en recevoir.

L'épilepsie qui prend depuis quatre ou cinq ans, jusqu'à dix ou douze, guérit, si on s'en occupe à temps, et si on lui donne les soins qu'elle exige.

Celle qui se déclare à douze ou treize ans, quelquefois sans cause apparente, d'autres fois d'après la cause la plus légère, n'est souvent que l'effet de la crise dans laquelle la machine se trouve à cette époque; elle est alors dans un état d'épuisement, de sensibilité qui dure pendant cette période, et finit quelquefois avec elle; et c'est sans doute cette espèce d'épilepsie qui, mal observée, a fait dire généralement, que la puberté les gérissait; mais j'ose avancer, dit M. Tissot, qu'elle ne guérit pas celles qu'elle a produites, et qu'elle ne les guérit pas même toutes.

Voici une belle observation du docteur Cheyne, relativement au régime qu'il faut observer dans l'épilepsie et dans toutes les maladies nerveuses.

« L'on ne guérit point, dit-il, sans une grande so-
« briété; sans beaucoup d'attention à éviter tous les
« aliments qui ont la moindre âcreté, et à ne vivre
« que de ce qu'il y a de plus doux. Le régime, avec
« un petit nombre de remèdes doux, a souvent
« mieux réussi, dans plusieurs cas, que tous les re-
« mèdes des pharmaciens ensemble; et l'exemple
« d'un célèbre médecin de Croyden, mort depuis
« peu, est bien remarquable.

« Il était depuis longtemps sujet à l'épilepsie, et il
« était souvent tombé de cheval, dans ses accès, en
« allant voir ses malades. Il avait épuisé tous les
« conseils des médecins et tous les secours de la mé-
« decine, comme je le sais de lui-même, sans en
« avoir retiré aucun soulagement; mais il remarqua
« peu à peu que plus ses aliments étaient légers, plus
« les accès étaient faibles.

« Il renonça donc à toute autre boisson que l'eau
« pure, et les accès étaient toujours moins violents
« et plus rares. Enfin, trouvant que la maladie di-

« minuait à mesure qu'il lui fournissait moins d'ali-
« ment, il ne vécut plus que de végétaux et d'eau,
« *ce qui termina entièrement* ses accès ; mais ce ré-
« gime était un peu venteux pour lui ; après plu-
« sieurs essais, il se fixa à deux pintes de lait par
« jour, une chopine à déjeuner, une pinte à dîner et
« une chopine à souper, sans poisson, sans viande,
« sans pain ; en un mot absolument sans autre chose
« que de l'eau pure fraîche.

« Pendant les quatorze ans qu'il vécut depuis ce
« régime, il n'éprouva aucune altération dans sa
« santé, dans ses forces ou dans sa vigueur, excepté
« une fièvre d'accès qu'il dissipa très-aisément, en
« mâchant un peu de *quinquina ;* et il aurait vrai-
« semblablement vécu aussi longtemps, et aussi bien
« portant que Cornaro, dont nous avons parlé, si,
« en couchant dans un lit humide, il n'avait pas ga-
« gné une pleurésie, à laquelle il n'opposa aucun
« secours, persuadé que son régime devait guérir
« tous les maux ; cependant elle le tua en peu de
« jours.

« Si l'on réfléchit, ajoute M. Cheyne, que toutes
« les maladies des nerfs *sont des branches d'un même*
« *arbre*, on comprendra, par cette observation, quels
« effets étonnants on peut espérer, dans les maux
« de cette espèce, d'une diète et d'un régime or-
« donnés avec sagesse et exécutés avec courage. »

On voit, d'après cette observation, que s'il existe un spécifique contre l'épilepsie, ce *spécifique* doit être la sobriété et *le régime adoucissant*, puisqu'il est difficile de trouver un exemple aussi frappant d'une guérison complète, procurée par les remèdes même les plus vantés. En effet, la sobriété est le moyen le plus sûr de prévenir la formation d'une trop grande quantité d'humeur ; elle est la base de la guérison de cette maladie.

Quand la disposition épileptique existe, elle est rappelée par tout ce qui peut distendre les vaisseaux du cerveau ; ainsi, une nourriture abondante est un poison. Il est donc de la plus grande importance de réduire les aliments à *la moindre quantité possible* pour vivre et se bien porter; et c'est surtout le soir qu'on doit se permettre très-peu d'aliments, puisque les accès qui prennent la nuit, temps où ils surprennent assez ordinairement, sont les plus dangereux.

Les malades doivent tâcher d'avoir l'esprit tranquille et gai; ils doivent éviter soigneusement les passions violentes, comme la colère, la frayeur, la joie excessive, etc.

L'exercice est d'un grand secours dans cette maladie, et le malade ne doit jamais négliger d'en faire tous les jours, autant que ses forces le lui permettront. Mais il faut qu'il se garantisse également, et du trop grand froid, et du trop grand chaud, et qu'il évite toute situation capable de lui inspirer de l'effroi, comme de se tenir sur le bord d'un précipice, de passer à cheval des gués profonds, etc. Car tout ce qui peut lui causer de l'effroi ou des étourdissements, est capable de lui redonner un *accès*.

XLVIII.

De la goutte et des rhumatismes.

Il est rare que la goutte attaque les jeunes gens; elle est ordinairement le partage du milieu de la virilité, de sa fin, et conséquemment, du commencement de l'âge avancé, où ses efforts sont plus sensibles et souvent plus réitérés et plus dangereux. Eu égard à la différence de l'organisation de l'homme et de la femme, on observe que l'homme y est beaucoup plus disposé que la femme, cette disposition chez l'homme dépend, sans doute, de la vie plus libre et plus licencieuse qu'il mène, des occupations auxquelles il se livre, des différentes circonstances auxquelles il a été plus particulièrement exposé pendant le cours de sa vie; enfin, de la moindre quantité des évacuations. Le flux menstruel, les couches, etc., ne contribuent pas peu à en préserver les femmes. La suppression des hémorrhoïdes, la répercussion des maladies de la peau, l'usage de certains vins qui abondent en parties muqueuses et tartreuses, etc., peuvent être aussi regardés comme des causes de cette maladie.

La goutte dépend encore de la bonne chère, de l'oisiveté; ce qui fait que les gens aisés y sont beaucoup plus sujets que ceux qui vivent sobrement; le froid et l'humidité y donnent lieu. Enfin, il est rare que ceux qui se livrent au libertinage, qui en ont éprouvé les suites, ne soient pas sujets à cette maladie. L'exposition des lieux que l'on habite, peut encore y contribuer; aussi voit-on les habitants du Nord plus sujets à cette maladie que ceux du Midi.

On ne confond que trop souvent la goutte avec le rhumatisme et avec l'érysipèle; mais un peu d'attention peut lever tous les doutes à cet égard. Il est assez de règle que la goutte occupe les articulations, principalement celles des pieds, des poignets, des doigts de la main, etc., au lieu que le rhumatisme a son siége dans la substance des muscles.

Dans l'érysipèle, la rougeur paraît lorsque l'on comprime la tumeur avec le doigt; cette rougeur reprend son premier état, lorsque l'on cesse de comprimer; au contraire, dans la goutte, l'impression du doigt n'en fait aucune, parce que la tumeur inflammatoire est plus dure, plus élevée, plus vive, et plus brillante que dans l'érysipèle.

Le printemps et l'automne sont les saisons pendant lesquelles cette maladie se déclare plus particulièrement. La nuit est encore le moment où les malades souffrent davantage, en raison de la chaleur du lit qui augmente l'activité des humeurs.

Le traitement de la goutte doit varier eu égard à ses causes, au lieu qu'elle occupe, au temps qu'il y a qu'elle subsiste, à l'âge du sujet, à sa vie passée et présente, et au lieu que le malade a habité; en un mot ce traitement demande la plus grande prudence. Il y a même du danger à se fier à tout ce qu'on propose à cet égard, comme recette ou secret. Il vaut beaucoup mieux avoir recours aux avis d'un médecin éclairé.

XLIX

Du scorbut.

Le *scorbut* est une maladie particulière aux pays du Nord, surtout dans les lieux bas et humides, tels que le voisinage des grands marais, et des grands étangs. Les personnes sédentaires et d'un tempérament lourd et mélancolique y sont le plus sujettes.

Cette maladie est souvent fatale aux gens de mer, dans les voyages de long cours, principalement à ceux qui sont sur des vaisseaux où l'air n'est pas renouvelé convenablement, et qui renferment beaucoup de monde.

Nous ne connaissons, dit M. Buchan, d'autre manière de guérir cette maladie, qu'en suivant un régime absolument opposé à celui qui l'a occasionnée. Et comme elle est causée par l'état vicié des humeurs, résultant d'erreurs dans la diète, dans l'exercice, dans le choix de l'air, etc., on ne peut l'éloigner qu'en apportant une attention scrupuleuse à tous ces articles importants du régime.

Si le malade a été jusque là dans la nécessité de respirer un air froid, humide et renfermé, il faut qu'il s'en éloigne le plus tôt possible, et qu'il cherche une demeure où l'air soit sec, pur et modérément chaud.

Si l'on a lieu de croire que la maladie tienne à une vie sédentaire, ou à des affections accablantes, telles que le chagrin, la crainte, etc., il faut que le malade prenne tous les jours autant d'exercice à l'air libre que ses forces pourront le lui permettre.

Il faut chercher à le recréer par une société agréable, ou par quelque autre amusement. Rien ne tend plus à prévenir ou à guérir cette maladie, que la gaîté et la bonne humeur; mais, hélas! elles sont rarement le partage des personnes attaquées du scorbut; ces malades sont, pour l'ordinaire, bourrus, impatients et chagrins.

Lorsque le scorbut est léger, il peut être guéri en suçant, plusieurs fois par jour, une orange amère ou un citron. Ce moyen, s'il est continué longtemps, suffit, surtout lorsque la maladie n'affecte que les gencives.

Nous ne pouvons nous empêcher cependant de recommander les oranges amères, comme fort préférables aux citrons. Elles ne nuisent pas à beaucoup près, autant à l'estomac, et forment un remède tout aussi bon.

Toutes les plantes potagères conviennent dans le scorbut; tels sont les épinards, la laitue, le pourpier, le céleri, la chicorée, les raves, le pissenlit, etc.; *mais il faut les manger en grande quantité.*

L.

Du choléra morbus.

Le choléra morbus est une évacuation excessive par le haut et par le bas, accompagnée de tranchées, d'anxiétés et d'envies perpétuelles d'aller à la garde-robe. Cette maladie prend subitement; elle est plus commune en automne que dans les autres saisons de l'année; surtout s'il a fait de grandes chaleurs, et s'il n'y a pas eu de fruits d'été, dont l'usage tempère l'âcreté putréfiante de la bile. Elle est très-aiguë; il n'est guère de maladies qui emportent plus promptement le malade que celle-ci, quand on n'emploie pas à temps les remèdes convenables. Les gens les plus robustes y succombent quelquefois dans les vingt-quatre heures, ou en deux ou trois jours.

Hippocrate distingue deux espèces de choléra morbus : l'un humide et l'autre sec, c'est-à-dire l'un avec évacuation et l'autre sans évacuation.

Le choléra morbus est occasionné par la surabondance et l'acrimonie putride de la bile; par les aliments qui tournent facilement à l'aigre et à la rancidité dans l'estomac, comme le beurre, la graisse de porc, les confitures, les concombres, les melons, les cerises et autres fruits d'une nature froide. Il vient quelquefois de purgatifs ou de vomitifs âcres et violents, de substances vénéneuses, arsénicales, mercurielles, etc., reçues dans l'estomac; du refroidissement du corps, des douleurs de la dentition, etc.; aussi les enfants y sont-ils sujets. Enfin il peut encore provenir des passions violentes et de fortes impressions de l'âme, comme de la peur, de la colère, etc.

Le choléra morbus est ordinairement précédé d'une cardialgie, ou d'une chaleur brûlante à la région de l'estomac et dans les entrailles, de rapports aigres, de vents, de douleurs d'estomac et des intestins.

Ces symptômes sont suivis de vomissements excessifs et d'une évacuation abondante, par le bas de bile verte, jaune, noirâtre, acompagnée d'une distension dans l'estomac, et de violentes tranchées dans le ventre.

On a vu des malades rendre jusqu'à cent selles en quelques heures. Ils maigrissent à vue d'œil; et au bout de trois ou quatre heures, si ces évacuations continuent avec la même violence, ils sont méconnaissables.

Le malade éprouve aussi une soif ardente; son pouls est très-vite, très-petit, concentré, inégal; souvent il ressent une douleur très-aiguë vers le nombril.

A mesure que la maladie fait du progrès le pouls baisse, et souvent au point de devenir presque imperceptible. Les extrémités deviennent froides, ou le malade y ressent des crampes, et souvent elles sont couvertes d'une sueur froide. L'urine est supprimée, et il éprouve des palpitations de cœur, mais le hoquet violent, les faiblesses, les convulsions, sont des signes d'une mort prochaine.

Il importe donc d'appeler un médecin dès que les premiers symptômes se manifestent.

Cette énumération de symptômes appartient spécialement au *choléra morbus humide*, qui, parvenu au dernier degré, présente encore les suivants : les doigts se courbent, les ongles deviennent livides, le visage est plombé. Le malade a des vertiges ; la voix s'éteint ; le battement des artères est à peine sensible ; les convulsions et les étouffements se succèdent avec rapidité. Le malade fait enfin des efforts inutiles pour vomir, et la mort vient mettre fin à tous ces accidents.

Quant au *choléra morbus sec*, il est si rare dans nos climats, qu'il est inutile de le décrire. Sydenham dit ne l'avoir rencontré qu'une ou deux fois.

LI.

De la dyssenterie.

Cette maladie règne, pour l'ordinaire, dans le printemps et dans l'automne. Elle est très-commune dans les endroits marécageux, ou après des étés chauds et secs elle devient souvent épidémique.

Les personnes qui sont exposées au serein, qui vivent dans des lieux dont l'air est renfermé et malsain, y sont le plus sujettes. De là elle est souvent funeste dans les camps, sur les vaisseaux, dans les prisons, dans les hôpitaux et autres endroits de cette espèce.

Cette maladie reconnaît pour causes toutes celles qui peuvent arrêter la transpiration ou corrompre les humeurs ; tels sont les lits humides, les habits mouillés, les aliments et l'air malsains, etc. ; *mais le plus souvent elle est l'effet de la contagion*. Il est donc de la plus grande importance de ne pas fréquenter des personnes qui sont atteintes de cette maladie.

Cette maladie s'annonce par un cours de ventre accompagné de douleurs violentes dans les intestins, quelquefois de chaleur et d'ardeur d'entrailles ; par des envies perpétuelles d'aller à la garde-robe, et, pour l'ordinaire, par du sang plus ou moins abondant dans les selles. Elle commence ainsi que les autres fièvres. par le frisson, par une prostration de forces un pouls vif, une soif ardente et des envies de vomir.

La langue devient sèche, baveuse et gercée ; il se forme des *aphthes* dans la bouche. On a quelquefois des vomissements énormes ; aussi la peau se couvre de taches pourprées. Il survient des hoquets, des convulsions et autres accidents.

Cette maladie diffère du choléra morbus en ce que le vomissement, dans la dyssenterie, n'est ni aussi violent, ni aussi fréquent, etc.

La dyssenterie est, pour l'ordinaire, fatale aux vieillards, aux personnes délicates, et à celles que la goutte, le scorbut, ou toute autre maladie longue, ont affaiblies.

Le vomissement et le hoquet sont de mauvais symptômes, parce qu'ils annoncent une inflammation dans l'estomac. Lorsque les selles sont vertes, noires ou quelles ont une odeur excessivement fétide et cadavéreuse, elles sont d'un très-mauvais présage, parce qu'elles annoncent une maladie du genre putride.

Rien de plus important dans cette maladie que la propreté ; car si elle contribue singulièrent au soulagement du malade, elle n'est pas moins utile à la santé de ceux qui le soignent. En effet, comme la malpropreté augmente et propage incontestablement le danger des *maladies contagieuses*, il n'en est pas où cet effet soit malheureusement plus assuré que dans la dyssenterie.

Il faut donc changer très-souvent les malades attaqués de cette maladie, de ce qu'ils ont sur eux. Il ne faut jamais souffrir que les excréments restent dans leur chambre ; il faut les faire emporter sur le champ et les enterrer profondément.

On fera circuler perpétuellement un air frais dans leur chambre, on l'aspergera souvent de vinaigre ou de suc de citron, ou de tout autre acide fort.

Il faut bien se garder de décourager le malade : au contraire, il faut le flatter et l'entretenir de l'espérance de guérir ; car il est très-important de savoir que rien ne tend plus à rendre mortelle une maladie putride, que la crainte ou la frayeur du malade.

Toutes les maladies de cette espèce ont une tendance à jeter les sujets dans l'abattement, et à leur faire perdre les forces ; et lorsque ces effets sont aggravés par la crainte, par les alarmes de ceux que les malades regardent comme des personnes instruites il en résulte les conséquences les plus funestes.

On a souvent éprouvé d'excellents effets d'une flanelle posée sur la peau, et couvrant tout le milieu du corps. Elle excite la transpiration, sans trop échauffer ; mais il ne faut la quitter qu'avec de grandes précautions, sans cela la dyssenterie revient de nouveau. Je l'ai vue reparaître nombre de fois, dit M. Buchan, pour avoir abandonné imprudemment la flanelle avant que le temps fut assez chaud. Qu'elle que soit la maladie pour laquelle on porte de la flanelle, il ne faut jamais la quitter que dans une saison chaude.

Dans cette maladie, la diète mérite la plus grande attention. Il faut s'abstenir de viande, de poisson, de tout ce qui a une tendanco à la putridité ou à la rancidité ; des pommes cuites dans du lait, des panades, des bouillons faits avec les parties gélatineuses des animaux, conviennent.

Le préjugé contre les fruits est si grand relativement à cette maladie, que la plupart croient qu'ils sont les causes les plus ordinaires des dyssenteries ; c'est cependant de toutes les erreurs la plus grossière. La raison et l'expérience démontrent que les fruits, quand ils sont bons, sont les meilleurs remèdes *pour prévenir ou pour guérir les dyssenteries*. Ils fournissent, à tous égards, les meilleurs moyens de détruire la tendance des humeurs à la putréfaction, d'où dépend tout le danger dans cette espèce de maladie. Le malade, dans ce cas, doit donc manger autant de fruits qu'il lui plaît, pourvu qu'ils soient mûrs et de bonne qualité. — (Duplanil).

LIII

Des maux de tête.

Les maux et les douleurs sans nombre qui nous affligent, procèdent de causes très-variées, et peuvent affecter toutes les différentes parties du corps. Mais nous ne parlerons ici que des maux les plus communs qui affectent la tête et qui sont accompagnés d'un certain danger.

Lorsque le mal de tête est léger, et qu'il n'affecte qu'un endroit particulier de la tête on l'appelle *céphalalgie*; quand il est plus fort et que les douleurs sont répandues dans toute la tête on l'appelle *céphalée* et *migraine* quand elles ne se font sentir que d'un seul côté. La douleur particulière du front fixe et circonscrite, de manière qu'on peut la couvrir avec le bout du doigt se nomme *clou hystérique*.

Les maux de tête varient encore de plusieurs autres manières. Tantôt la douleur est interne, et tantôt elle n'est qu'externe. Quelquefois elle est la maladie *essentielle*, d'autres fois elle n'est que symptômatique.

Le mal de tête chez une personne échauffée et bilieuse, cause une douleur très-aiguë, accompagnée d'un battement et d'une douleur considérable à la partie affectée. Chez celle qui est d'un tempérament froid et phlegmatique, il ne produit qu'une douleur sourde, pesante, et accompagnée d'un sentiment de froid dans cette partie. Cette dernière espèce de mal de tête est quelquefois accompagné d'un certain degré de *stupidité* ou de *folie*.

Tout ce qui peut arrêter la libre circulation du sang dans les vaisseaux de la tête, peut occasionner des douleurs de cette partie.

Le mal de tête, chez les personnes grasses et pléthoriques qui ont trop de sang ou trop d'humeurs, vient souvent de la suppression de *quelque évacuation accoutumée*, comme du saignement de nez, de la sueur des pieds, etc. Il peut encore venir de toutes les causes qui déterminent une trop grande abondance de sang vers la tête, comme le froid des extrémités, l'action de tenir la tête penchée, la grande application, etc.

L'espèce que l'on appelle *migraine* est, pour l'ordinaire, occasionnée par des crudités dans l'estomac ou par de mauvaises digestions. Elle peut aussi être occasionnée par le changement d'une vie laborieuse et pénible, en une vie sédentaire ; par l'excès des liqueurs spiritueuses, les aliments de difficile digestion, une trop grande contention d'esprit continuée longtemps, les passions vives, la colère surtout, enfin par tout ce qui peut porter de l'irritation aux nerfs et gonfler les vaisseaux de la tête.

L'inanition ou le besoin de nourriture donne encore le mal de tête.

Dans une fièvre aiguë, le mal de tête, accompagné d'urine pâle est un symptôme défavorable. Si le mal de tête continue longtemps, et s'il est très-violent, il se termine souvent par *la cécité, l'apoplexie, la surdité, le vertige, la paralysie, l'épilepsie*, etc. Dans les violents *maux de tête* le froid des *extrémités* est un mauvais symptôme.

Les maux de tête demandent en général un régime rafraîchissant. Les aliments seront *émollients et relâchants*, pour corriger l'âcreté des humeurs et tenir le ventre libre; telles sont les pommes cuites dans du lait, les épinards, les navets, etc.

La boisson doit être délayante, comme l'eau d'orge; les infusions de plantes mucilagineuses, adoucissantes, les décoctions de bois sudorifiques, etc.

Il faut tenir chaudement les pieds et les jambes et les baigner souvent dans l'eau tiède. On rasera la tête, et elle sera lavée fréquemment avec de l'eau et du vinaigre. Le malade se tiendra le plus droit possible et prendra garde de ne pas coucher la tête trop basse. — (Buchan).

LIII.

Du mal de dents.

Le mal de dents peut être occasionné par la suppression de la transpiration, ou par toutes les autres causes de l'inflammation. J'ai souvent vu des maux de dents être dus à la négligence dans la manière de se couvrir la tête, à l'imprudence de quelques personnes de se tenir la tête nue à l'ouverture d'une fenêtre ou de s'exposer à quelque coup de vent. Les boissons et les aliments, pris trop chauds ou trop froids, nuisent également aux dents, ainsi que la trop grande quantité de sucre ou de mets trop sucrés.

Rien de plus contraire à la conservation des dents que de casser des noix, des noyaux, etc., ou de mâcher des substances dures. Se nettoyer les dents avec des épingles ou des aiguilles, avec tout ce qui peut endommager l'émail dont elles sont couvertes, est très-préjudiciable, parce qu'il est cerain que les dents se gâtent *dès que l'air peut pénétrer dans leur substance.*

Les femmes enceintes sont sujettes aux maux de dents surtout dans les trois ou quatre premiers mois de la grossesse.

M. Duplanil fait remarquer que les femmes y sont en général plus sujettes que les hommes; mais il ajoute que le mal de dents est plus douloureux aux hommes lorsqu'ils en sont attaqués.

Le mal de dents dépend souvent d'un vice scorbutique qui affecte les gencives. Dans ce cas, les dents sont quelquefois gâtées, et tombent sans causer de grandes douleurs. La cause la plus immédiate du mal de dents est la pourriture ou la carie.

Pour guérir le mal de dents, il faut commencer par détourner les humeurs de la partie malade. On y parvient par les purgatifs doux, par les *scarifications* sur les gencives, ou par l'application des sangsues sur ces parties, par les bains de pieds dans l'eau chaude, etc. Il faut en même temps rétablir la transpiration, par le moyen des boissons abondantes de petit lait léger au vin, et d'autres liqueurs délayantes auxquelles on ajoute de petites doses de *nitre.* Les vomitifs ont souvent eu d'excellents effets contre les maux de dents.

Il faut n'en venir que rarement aux *calmants* ou aux autres remèdes échauffants, et même ne faire arracher la dent qu'après qu'on a fait précéder les évacuations convenables, qui seules *procurent souvent la guérison*. On sait qu'on ne doit point se faire arracher de dents tant qu'il y a encore de la fluxion.

Lorsque la joue est gonflée, rouge et dure, il faut y appliquer des *cataplasmes de mie de pain* bouillie dans une décoction de fleurs de sureau, ou dans de l'eau commune. On renouvellera ces cataplasmes toutes les trois ou quatre heures et on se couvrira la tête avec des serviettes, de manière à y entretenir une chaleur forte et constante.

Si ces moyens ne réussissent pas, et qu'au contraire la douleur et l'inflammation aillent toujours en augmentant, il faut s'attendre à la suppuration. Pour la favoriser, le malade tiendra un morceau de figue grasse entre la gencive et la joue. On appliquera à l'extérieur des sachets remplis de fleurs de *camomille* et de fleurs de sureau, etc., bouillies et aussi chaudes que le malade pourra le supporter. On renouvellera ces sachets dès qu'ils commenceront à se refroidir. On fera recevoir la vapeur d'eau chaude dans la bouche du malade au moyen de l'*inspiratoire* ou d'un entonnoir renversé, ou en lui faisant pencher la tête sur une cuvette pleine d'eau chaude.

Les substances capables de procurer l'excrétion de la salive et des crachats, sont en général, très salutaires dans ces cas : en conséquence, le malade mâchera des plantes amères, chaudes et irritantes, telle sont le *calamum aromaticus*, la *gentiane*, etc., etc.

Au reste, lorsque la dent est cariée, il est souvent impossible d'en apaiser la douleur sans l'arracher; et, comme une dent cariée ne revient plus, il est prudent de ne l'arracher que quand on a lieu de craindre qu'elle ne gâte les autres. Cette opération, ainsi que la saignée, exige une adresse que ne peuvent avoir que les personnes qui en font leur état; car elle n'est pas sans danger et demande toujours beaucoup de précautions.

Une personne qui ne connaîtrait point la structure des parties, serait dans le cas d'endommager les os des machoires, et d'arracher une dent saine au lieu d'une dent cariée.

Il est très-certain que le grand moyen d'empêcher une dent de faire mal, est de l'arracher; mais une dent arrachée à un adulte, ne revient plus; et les dents sont d'une si grande importance pour la digestion, que l'on ne doit réellement en venir à cette opération que lorsque l'on a épuisé tous les autres moyens, et qu'il est évident que la dent cariée est dans le cas de gâter les autres.

Un reproche à faire au plus grand nombre des dentistes, c'est qu'ils se prêtent trop facilement à arracher les dents. Ils devraient bien employer leurs talents à chercher des remèdes moins destructeurs que le fer : je veux dire des remèdes capables de prévenir la carie, et de la guérir lorsqu'elle existe. L'art du dentiste est sans contredit de toutes les branches de la médecine, celle qui est le moins avancée.

Un des meilleurs moyens de prévenir les douleurs de dents, est de les tenir propres; et alors il suffit de les laver tous les jours avec de l'eau salée ou avec de l'eau froide seulement; car les brosser ou les frotter est une mauvaise méthode, qui peut devenir dangereuse, si l'on n'y apporte pas beaucoup de précautions.

LIV.

Du mal d'oreilles.

Tout ce qui peut causer de l'inflammation peut produire le mal d'oreilles. Il peut venir de la suppression subite de la transpiration, ou de s'être exposé au froid, la tête couverte de sueur.

Les vers ou d'autres insectes, entrés ou engendrés dans l'oreille, peuvent l'occasionner. Il peut aussi être produit par la *cire* de l'oreille, retenue, épaissie, durcie par le froid ou toute autre cause, et même pétrifiée comme on prétend l'avoir observé quelquefois.

La douleur est souvent si vive, qu'elle occasionne

une insomnie invincible, des anxiétés, et même le délire, quelquefois même elle est violente au point de produire des accès d'épilepsie et d'autres accès convulsifs.

Quand le mal d'oreilles est causé par des insectes, ou par quelque corps dur entré dans l'intérieur de cet organe, ou par la cire de l'oreille, il faut, dès qu'on s'en aperçoit, employer tous les moyens possibles pour les retirer. Pour cet effet, il faut commencer par relâcher les membranes, en coulant dans l'oreille de l'huile d'amende douce ou d'olive. Ensuite on donnera du tabac au malade pour le faire éternuer.

Si par ces secousses les corps étrangers ne sortent point, on appellera un chirurgien ; car cette opération est d'autant plus délicate, que toutes les parties de l'oreille sont excessivement sensibles, et que par maladresse on peut y occasionner des douleurs atroces et des désordres qui peuvent avoir des suites très-fâcheuses. J'ai vu des vers, dit M. Duplanil, introduits dans l'oreille, sortir d'eux-mêmes, après qu'on y eut injecté de l'huile, qu'ils ne peuvent souffrir.

LV.

Des dartres.

Les dartres sont un assemblage d'un grand nombre de petites *pustules prurigineuses*, ayant peu ou point d'élévation, et formant des plaques plus ou moins étendues, qui attaquent le visage, les bras, les cuisses et autres parties du corps.

Les dartres peuvent reconnaître pour cause les habitations humides, malpropres et mal aérées. Souvent elles dépendent d'une nourriture malsaine et de difficile digestion, telles que les viandes salées, fumées, séchées ; les vins verts, acerbes ; les eaux stagnantes ou corrompues. Les nourrices qui en sont attaquées, les communiquent aux enfants.

Elles tiennent aussi à un vice syphilitique, scrofuleux et scorbutique. La suppression des *évacua-*

tions accoutumées, celle d'un cautère, d'un ulcère, etc., en sont encore les causes très-fréquentes. *Enfin les dartres se communiquent souvent par la contagion.*

Comme les dartres présentent des symptômes de différente nature, on les a divisées en quatre espèces.

La première, qu'on appelle *volante*, a les pustules détachées les unes des autres, et ces pustules suppurent et se sèchent en peu de temps. C'est la plus simple de toutes. Elle occupe ordinairement le visage et les démangeaisons qu'elle excite ne durent que quelques jours.

La seconde espèce, qu'on appelle *miliaire*, présente de petites pustules innombrables et entassées les unes sur les autres, qui forment de larges plaques sur la poitrine, les reins, les aines, le scrotum, les cuisses, etc. La démangeaison qu'elle excite est beaucoup plus considérable que dans la première, et donne quelque sérosité quand on la gratte, ce en quoi elle approche un peu de la gale. Elle se couvre ordinairement de croûtes superficielles, qui lui font donner le nom de *croûteuse*. Elle est difficile à guérir et revient souvent lorsqu'on la croit dissipée. *Elle se communique par les linges, les rasoirs,* etc.

La troisième espèce appelée *farineuse*, est formée par des pustules presque imperceptibles, qui, par leur union, forment des taches rouges ou brunes, qui se couvrent d'une espèce de farine écailleuse et blanchâtre. Elle ne paraît pas différer beaucoup de la *miliaire*, si ce n'est que cette dernière, comme nous l'avons dit, produit quelque fois des croûtes légères, mais tout aussi sèches que les écailles.

La quatrième qu'on appelle *rongeante* ou *dartre vive,* à cause des ulcères qu'elle creuse, se couvre de croûtes humides, qui tombent facilement et laissent des impressions à la peau, d'où il découle une *sanie brûlante*. Elle excite beaucoup de démangeaisons ou de cuissons, et laisse des gonflements aux endroits qui en ont été le siége.

Les personnes sujettes aux dartres, ou qui y ont des dispositions, doivent éviter tout ce qui est capable d'échauffer ou de donner de l'âcreté aux humeurs. Elles ne prendront absolument rien de salé ou d'épicé; elles s'abstiendront de liqueurs fortes et ne boiront que du vin très trempé.

Leurs aliments seront composés d'*adoucissants* et de *rafraîchissants*, telles que les plantes potagères douces, les viandes blanches, le lait, le riz, etc.

Elles feront un usage fréquent de bains, et prendront habituellement, en guise de thé, une infusion de feuilles de *scabieuse*. Il faut qu'elles respirent un air sec et modérément chaud ; qu'elles fassent usage de l'exercice, et qu'elles fuient les occupations trop sérieuses ou trop appliquantes. — (Duplanil).

LVI.

Des fièvres intermittentes

Les fièvres *intermittentes* sont de toutes les fièvres celles qui fournissent les occasions les plus favorables d'observer soit le caractère de cette classe de maladies, soit l'effet des remèdes.

Les différentes espèces de fièvres intermittentes prennent leurs noms des différentes périodes dans lesquelles les accès reviennent ; de là, il y en a de *quotidiennes*, de *tierces*, de *quartes*, etc. ; et ayant égard aux saisons dans lesquelles elles règnent le plus ordinairement, on les divise encore en *fièvres de printemps et fièvres d'automne*.

On donne le nom de fièvre *quotidienne* à celle dans laquelle l'*accès* revient tous les jours, à peu près à la même heure.

Dans la fièvre *tierce*, il revient le troisième jour; alors le malade a un jour de libre, c'est-à-dire un jour où il n'y a pas de fièvre du tout.

Dans la fièvre *quarte* l'accès revient le quatrième jour et le malade a deux jours libres.

Dans la *double tierce*, l'accès revient tous les jours, comme dans la quotidienne, avec cette différence qu'il n'est pas d'aussi longue durée; qu'il est un jour plus léger, l'autre jour plus fort, et que l'heure à laquelle il revient n'est pas la même; en sorte que le premier accès répond pour l'heure et l'intensité au troisième, le second au quatrième, etc. Quelquefois dans la double tierce, *l'accès* revient deux fois le même jour, et le lendemain est libre.

Dans la *double quarte* on a tantôt deux accès en un jour, et les deux jours suivants restent libres, et tantôt un accès chaque jour pendant deux jours de suite, alors le troisième jour se trouve libre.

Il y a encore des fièvres qui reviennent le cinquième, le sixième, le septième, le huitième jour, qui reviennent tous les mois, toutes les années; mais elles sont très-rares.

Les fièvres de printemps sont celles qui règnent depuis le mois de février jusqu'à la fin de juin; *celles d'automne* règnent depuis le mois de juillet jusqu'au mois de janvier: leurs caractères essentiels sont les mêmes. Ce ne sont pas proprement des maladies différentes; mais les circonstances variées qui les accompagnent méritent quelque attention.

Les fièvres de printemps, par exemple, sont quelquefois jointes à une disposition inflammatoire, parce que c'est la disposition du corps dans cette saison; et comme tous les jours cette saison devient plus favorable, elles sont ordinairement assez courtes.

Les *fièvres d'automne*, au contraire, sont assez souvent accompagnées de *putridité;* et comme la saison devient tous les jours plus fâcheuse, elles sont plus opiniâtres. Les fièvres d'automne sont d'autant plus opiniâtres, *qu'elles commencent plus tard.* Ainsi, celles de septembre et d'octobre sont de plus longue durée que celles de juillet et d'août. Quand la saison est avancée, ces fièvres s'annoncent quelquefois comme *des fièvres putrides*; en sorte que ce n'est qu'au bout de quelques jours qu'elle se règlent en *fièvres d'accès*, en *fièvres intermittentes.*

La première chose qu'il y ait à faire dans le traitement d'une fièvre intermittente, est de nettoyer les premières voies. Après cette opération, non seulement l'application des remèdes est plus sûre, mais encore ils sont plus efficaces.

Dans cette maladie, l'estomac est ordinairement surchargé de *phlegmes visqueux*, et il arrive très-souvent que le malade vomit une grande quantité de *bile*. Ces efforts de la nature indiquent assez la nécessité de faire vomir. Les vomitifs sont donc les premiers remèdes qu'il faille administrer.

Quoiqu'il n'y ait rien de plus simple et de mieux raisonné que la méthode de traiter les fièvres intermittentes, cependant, par une bizarrerie inconcevable, on se plaît tous les jours à employer dans ces maladies, plutôt que dans toute autre, les remèdes les plus mystérieux, les plus absurdes. Il n'est point de vieilles femmes qui ne possèdent un secret pour guérir les *fièvres intermittentes*, et on s'empresse de croire à leurs prétentions. Les malades se hâtent de donner leur confiance à toutes les personnes qui leur promettent une guérison prompte et subite : mais dans la cure des maladies, *le chemin le plus court n'est pas toujours le meilleur*.

LVII.

Des fièvres putrides et malignes.

Cette fièvre peut être appelée la fièvre *pestilentielle* d'Europe, parce que la plupart de ses symptômes lui donnent la plus grande ressemblance avec cette terrible maladie connue sous le nom de *peste*.

Les personnes d'une constitution relâchée et d'un tempérament mélancolique, celles dont les forces ont été épuisées par de longs jeûnes, par des veilles, par des travaux rudes et fatigants, par de fréquentes *salivations*, etc., y sont le plus exposées.

La fièvre putride, maligne, etc., est occasionnée par un air malsain, tel que celui que respirent ceux qui habitent des lieux bas, et qu'on n'a pas le soin de renouveler ; tel est encore celui que corrompent les émanations *putrides des animaux et des végétaux en putréfaction*, etc.

L'air extérieur qui ne circule pas librement, qui est sans cesse imbibé par les pluies et par des brouillards épais, occasionne encore les fièvres malignes, etc. On les voit ainsi succéder souvent à de grandes inondations, dans les pays bas et marécageux, surtout lorsque ces inondations sont précédées ou suivies de grandes chaleurs.

Une nourriture de substances purement *animales*, sans être mélangées comme il convient de *végétaux*, de la viande, ou de poisson gardés trop longtemps, peuvent également faire naître cette espèce de fièvre. « *Huit personnes, dit M. Tissot, ayant mangé du poisson gâté, furent toutes attaquées d'une fièvre maligne, et il en périt cinq, malgré les soins des plus habiles médecins.* »

Le blé gâté par les pluies ou pour avoir été gardé trop longtemps, l'eau croupie par la stagnation, donnent encore lieu à ces mêmes fièvres.

Les cadavres qui, en se putréfiant, empoisonnent l'air, surtout dans des saisons chaudes, sont très-capables de faire naître *les fièvres malignes*. Aussi cette espèce de fièvre ravage-t-elle souvent les camps et les lieux où se trouve le théâtre de la guerre ; ce qui nous démontre la nécessité de reléguer à une certaine distance des villes, les cimetières, les tueries, etc.

La malpropreté est aussi une des causes générales des fièvres malignes. Nous voyons, en conséquence, qu'elles sont très-communes dans les grandes villes parmi les pauvres qui respirent un air renfermé et malsain, qui négligent la propreté, et qui sont forcés de vivre d'aliments corrompus ou gâtés.

L'adversité, les malheurs, les chagrins, la douleur, doivent entrer aussi dans la classe des causes qui peuvent donner lieu à *la fièvre maligne*.

Nous ajouterons encore que *la fièvre putride*, maligne ou pourprée, *est contagieuse au plus haut degré* ; d'où elle se communique souvent par *la seule contagion*; c'est pourquoi toute personne en santé doit fuir ceux qui sont attaqués de cette espèce de fièvre, à moins que des raisons absolument indispensables n'obligent de rester auprès d'eux. (Buchan.)

Dans la fièvre maligne des vieillards, dit M. Le Roy, ancien professeur à Montpellier, les malades meurent quelquefois le huitième ou le neuvième jour de la maladie, plus souvent le onzième et le treizième. Je n'en ai point vu chez lesquels, finissant par la mort, elle se soit étendue plus loin. Lorsque cette maladie n'emporte point le malade, elle a coutume de laisser après elle des impressions fâcheuses et durables, qui le font traîner longtemps, et auxquelles il succombe quelquefois.

La fièvre maligne des jeunes gens, ajoute le même auteur, quoique dangereuse, l'est cependant beaucoup moins que celle des vieillards. Lorsque le malade en réchappe, elle est ordinairement fort longue, à moins qu'elle ne soit terminée par une *crise*. Rarement finit-elle avant le vingt-cinq ou le trentième jour; souvent elle s'étend au quarante-cinquième ou soixantième, quelquefois même au-delà; c'est dans cette espèce de fièvre maligne qu'il arrive quelquefois qu'après avoir été très-mal quinze, vingt, jusqu'à trente jours, néanmoins les malades en réchappent.

LVIII.

Moyens de prévenir et de se garantir des fièvres putrides et malignes

Pour se garantir des fièvres malignes, qui sont si dangereuses, nous recommandons la propreté la plus scrupuleuse, une habitation dans un lieu sec et bien exposé, l'exercice en plein air, des aliments sains, et un usage modéré des liqueurs généreuses.

On doit surtout fuir la *contagion*. Il n'y a pas de constitution qui en soit à l'abri. M. Buchan a vu des personnes gagner ces fièvres pour avoir fait une seule visite à un malade qui en était attaqué ; d'autres pour avoir passé dans une ville où elle régnait, et quelques uns pour avoir avoir assisté aux funérailles de ceux qui en étaient morts.

Toutes les fois qu'une personne est attaquée de cette maladie, il faut donner tous ses soins à ce que la contagion ne se répande pas. Pour cet effet, on placera le malade dans une chambre spacieuse, éloignée autant qu'il sera possible des appartements habités de la maison. On le tiendra extrêmement propre; on aura l'attention de renouveler l'air de sa chambre. Tout ce qui touche au malade, tout ce qui vient de lui, doit être emporté sur le champ. Il faut le changer souvent de linge, et les personnes qui sont en santé, excepté celles qui sont destinées à le servir doivent fuir toute communication avec lui.

Si quelqu'un craint d'être attaqué de la *contagion*, ou d'avoir gagné la maladie, il faut qu'il prenne sur le champ un *vomitif*, et qu'il travaille à s'en délivrer en buvant abondamment d'une infusion de fleurs de *camomille*. Si la crainte persiste, ou si quelques symptômes défavorables se manifestent, il continuera l'usage de ces préservatifs pendant un jour ou deux.

Il peut encore prendre une infusion de fleurs de *camomille* et de *quinquina* pour boisson ordinaire ; il boira en outre, avant que de se mettre au lit, un demi-litre de fort *négus* ou quelques verres de bon vin. J'ai souvent été obligé, dit M. Buchan, de suivre cette pratique dans des temps où régnaient des fièvres malignes, et je l'ai recommandée à d'autres personnes, toujours avec succès.

Pour les personnes qui soignent les malades attaqués de ces fièvres, elles auront toujours sur elles une éponge ou un mouchoir imbibé de vinaigre ou de suc de citron, qu'elles flaireront lorsqu'elles s'approcheront du malade. Elles se laveront les mains et, s'il est possible, changeront d'habits avant de se présenter en compagnie.

LIX.

De l'esquinancie.

On donne le nom d'*esquinancie* à toute maladie des diverses parties de la gorge qui gêne ou empêche soit la respiration, soit la déglutition, soit l'une et l'autre de ces fonctions à la fois; de manière cependant que le siége du mal soit hors de l'estomac et des poumons, et au-dessus de ces viscères.

Cette maladie procède, pour l'ordinaire, des mêmes causes que les autres maladies inflammatoires. Aussi, est-elle la suite de la suppression de la transpiration, et de tout ce qui peut échauffer ou enflammer le sang.

L'inflammation de la gorge vient souvent d'avoir oublié de se couvrir le cou, si l'on est dans cette habitude; d'avoir bu des liqueurs froides quand on avait chaud; d'avoir été à cheval ou à pied, contre un vent froid du *nord;* enfin de tout ce qui peut refroidir trop fortement la gorge et les parties voisines.

Elle peut encore venir d'une saignée d'une purgation, ou de toute autre évacuation accoutumée qu'on a négligée.

Chanter ou parler haut pendant longtemps, et tout ce qui peut forcer les muscles de la gorge, peut également occasionner une esquinancie. M Buchan dit qu'il a souvent vu cette maladie devenir funeste à des *gens de plaisir* qui, étant restés longtemps renfermés dans une chambre chaude, occupés à boire des liqueurs enivrantes et à chanter de toutes leurs forces, s'exposaient ensuite imprudemment au serein.

Rester avec les pieds mouillés, porter des habits humides, se tenir longtemps dans un lieu humide, ou auprès d'une fenêtre ouverte, coucher dans des lits humides, habiter des appartements nouvellement bâtis, sont encore autant de causes qui peuvent y donner lieu.

Les aliments âcres et irritants, peuvent de même enflammer la gorge et occasionner une esquinancie.

Cette maladie peut également être causée par des os, des arrêtes, ou d'autres corps pointus restés dans le gosier ; par les *vapeurs caustiques* des métaux ou des *minéraux* que l'on respire, comme celles de l'*antimoine*, de l'arsenic, etc. ; enfin cette maladie est souvent *épidémique et contagieuse*.

Dans cette maladie, les aliments doivent être légers et donnés en petite quantité. La boisson doit être abondante, faible, délayante, aiguisée avec des *acides*.

Il est de la plus grande importance de tenir le malade à son aise et tranquille. Les fortes affections de l'âme et les mouvements violents du corps deviendraient dangereux. Il faut qu'il ne parle qu'à voix basse et le tenir dans un degré de chaleur capable d'exciter une sueur modérée.

Quand le malade est au lit, il faut que sa tête soit sensiblement plus élevée qu'à l'ordinaire.

Il est surtout nécessaire que le cou soit tenu chaudement. En conséquence, on lui mettra au cou un morceau de flanelle, plié en plusieurs doubles. Ce seul moyen, quand il a été employé à temps, a souvent dissipé de *légers maux de gorge*. Néanmoins il est de la plus grande importance de suivre exactement les remèdes que prescira le médecin que l'on aura consulté ; car si l'esquinancie est la suite d'une autre maladie qui a déjà affaibli le malade, son état est des plus critiques.

L'écume à la bouche, la langue épaisse, le visage pâle et défiguré, sont des *symptômes* mortels. (Duplanil.)

LX.

Des maux de gorge simples.

Cette maladie, la plus fréquente de toutes celles qui attaquent la gorge, commence ordinairement par une des *amygdales* qui devient grosse, rouge, douloureuse, et ne permet d'avaler qu'avec une grande peine. Quelquefois le mal se borne à un seul côté, mais plus ordinairement il passe à la *luette*, et de là à l'autre *amygdale*. Si le mal n'est pas grave, la première est ordinairement mieux, quand la seconde est attaquée.

Lorsqu'elles le sont toutes deux ensemble la douleur et le malaise sont considérables : le malade ne peut avaler qu'avec la plus grande peine, et la sensibilité est si grande que souvent les personnes irritables ont des *convulsions* toutes les fois qu'elles font des efforts pour avaler leur salive ou quelque autre liquide. On est même quelquefois plusieurs heures sans pouvoir rien prendre. Le fond du palais et la base de la langue sont légèrement rouges.

Des malades avalent les liquides plus difficilement que les solides, parce que le liquide a besoin de plus d'action de la part des muscles pour être dirigé. La salive s'avale encore plus difficilement que les autres liquides, parce qu'étant un peu *visqueuse*, elle coule moins aisément. Cette difficulté d'avaler, jointe à la quantité de salive qui se forme, produit ce crachement presque continuel qui incommode d'autant plus quelques malades, que l'intérieur des joues, toute la langue et les lèvres s'écorchent souvent.

Cela les empêche aussi de dormir; mais ce n'est pas un grand mal ; le sommeil est peu utile dans les maladies *fiévreuses*, et M. Tissot dit qu'il a vu souvent que ceux qui avaient cru leur gorge presque entièrement guérie le soir, y avaient très-mal après quelques heures de sommeil.

La fièvre dans cette espèce, est quelquefois très-forte et le frisson dure souvent plusieurs heures; il est suivi d'une chaleur considérable et d'un violent mal de tête, accompagné quelquefois d'assoupissement. Il y a ordinairement assez de fièvre le soir, mais quelque fois très-peu et même point le matin.

Un léger commencement de mal de gorge précède souvent le frisson ; mais plus ordinairement il ne se manifeste qu'après, en même temps que la chaleur. Le cou est quelquefois un peu enflé, et plusieurs malades se plaignent d'une douleur assez vive dans l'oreille du côté le plus malade.

Le mal de gorge simple se guérit le plus souvent

sans saignée, et cela arriverait presque toujours, dit M. Duplanil, si, dès que le malade en ressent les premiers symptômes, il se couvrait le cou de manière à le tenir chaudement; s'il mettait les pieds et les jambes dans l'eau tiède; s'il prenait quelques lavements, ou s'il buvait abondamment de quelques infusions de plantes *pectorales et balsamiques.*

LXI.

Moyens de se préserver de l'esquinancie et des maux de gorge.

Les personnes sujettes aux inflammations de la gorge doivent, pour s'en préserver, vivre avec beaucoup de tempérance.

Ceux qui ne veulent point se soumettre à ces lois, doivent avoir souvent recours aux purgatifs ou à d'autres *évacuations*, afin de chasser le superflu des humeurs.

Il faut encore qu'ils évitent de prendre du froid, et qu'ils s'abstiennent d'aliments et de remèdes astringents ou irritants.

L'exercice violent, en augmentant le mouvement et la force du sang, dispose singulièrement à l'*inflammation de la gorge*, surtout si l'on boit immédiatement des liqueurs froides, ou si l'on s'expose subitement au froid. Ceux qui voudront se garantir de cette maladie doivent donc, après avoir parlé haut, chanté, couru, bu des liqueurs chaudes, ou fait toute autre chose qui peut échauffer la gorge ou donner de la célérité à la circulation du sang dans cette partie, avoir l'attention *de ne se rafraîchir que graduellement, de se tenir le cou plus couvert qu'à l'ordinaire, etc.*

J'ai souvent vu, dit M. Buchan, des personnes sujettes aux maux de gorge, s'en délivrer entièrement en portant constamment, ou un morceau de flanelle autour du cou *en guise de cravate*, ou des souliers plus épais, ou une camisole de flanelle, etc. Ces moyens, ajoute ce célèbre auteur, peuvent paraître minutieux, mais ils produisent d'excellents effets. Il est vrai qu'il y a du danger à les quitter quand une fois on s'y est accoutumé, mais les inconvénients qu'il peut y avoir à s'en servir toute la vie, ne sont certainement pas à comparer aux dangers qui en résultent quand on les néglige.

LXII.

De la Jaunisse.

Cette maladie se reconnaît d'abord au blanc des yeux, qui se teint insensiblement en *jaune*. On voit ensuite toute la peau prendre cette teinte. Les urines sont d'une couleur de *safran*, et teignent le linge en jaune.

La cause immédiate de la *jaunisse* est un engorgement de la bile dans ses propres *couloirs*. Les causes occasionnelles et éloignées sont la morsure d'animaux vénimeux comme la vipère, etc.; la colique *bilieuse* ou *histérique*, etc.

Les passions violentes, tel que le chagrin, la colère, les purgatifs, les vomitifs forts, etc., peuvent l'occasionner.

Quelquefois elle est produite par des fièvres intermittentes opiniâtres, surtout par la fièvre *quarte*, ou par des remèdes *astringents* donnés mal à propos, pour arrêter trop promptement ces fièvres.

La jaunisse, dit M. Duplanil, n'est quelquefois qu'une *cachexie* dégénérée, sans qu'il n'y ait aucun vice au foie. Elle peut encore être le produit d'une mauvaise nourriture, soit trop délicate ou trop recherchée, soit trop grossière. On a observé, ajoute le même auteur, que l'usage immodéré du chocolat disposait aux maladies du foie, d'où résulte la jaunisse.

Le malade se plaint d'abord d'une lassitude considérable; il a de la répugnance pour toute espèce d'*exercice*. Sa peau est sèche. Il éprouve ordinairement une espèce de démangeaison ou de douleur, comme serait celle de piqûres d'épingles sur tout le corps. La respiration est difficile. Le malade se plaint d'un poids extraordinaire sur la poitrine.

Il éprouve de la chaleur dans les narines, un goût d'amertume dans la bouche, du dégoût pour les aliments, et des faiblesses d'estomac : il vomit, il rend des vents, et quelquefois tous les objets qu'il regarde lui paraissent jaunes.

Si le malade est jeune, et si la maladie n'est pas compliquée d'aucune autre, elle est rarement dangereuse. Mais elle est ordinairement fatale aux vieillards chez qui elle dure longtemps, ayant des retours fréquents, et étant accompagnée d'*hydropisie* ou d'*hypocondriacie*. La *jaunisse noire* est plus dangereuse que celle qui est simplement jaune.

Dans cette maladie, la diète doit être *légère, rafraîchissante* et *délayante*. Pour aliments, on donnera des fruit bien mûrs, et des végétaux adoucissants ; tels que les pommes cuites, les épinards bouillis, etc., du bouillon de veau ou de poulet, avec du pain léger.

La boisson sera du lait de beurre, du petit lait édulcoré avec le miel ou les décoctions de plantes adoucissantes et relâchantes ; telles sont les racines de guimauve avec celle de réglisse.

Le malade prendra autant d'exercice, soit à cheval, soit en voiture, que ses forces pourront le lui permettre ; la promenade, les courses, même les sauts, conviendront également, pourvu qu'il puisse les exécuter sans douleur, et qu'il n'y ait aucun symptôme d'inflammation.

On a souvent vu des malades se guérir de cette maladie par de longs voyages, après avoir tenté en vain tous les remèdes.

Les amusements sont encore d'un grand secours dans cette maladie, qui est souvent due à la vie sédentaire, jointe à une disposition à la mélancolie. En conséquence, la danse, les ris, les chants etc., tout ce qui peut contribuer à augmenter la circulation, à récréer les esprits, doit être d'un bon effet.

LXIII.

De l'hydropisie.

L'hydropisie est une enflure contre nature de tout le corps, ou seulement de quelques-unes de ses parties, produite par l'amas d'une humeur *aqueuse*.

Le malade s'abstiendra, autant qu'il lui sera possible, de toute boisson, surtout de liqueurs aqueuses. On lui donnera, pour étancher la soif, des gorgées de petit lait avec la moutarde ou avec des acides, tels que le suc de citron, d'orange, d'oseille, etc.

Les aliments seront secs, de nature échauffante et *diurétique;* tels sont le pain rôti, la chair rôtie de gibier ou de tout autre animal sauvage ; les végétaux seront aromatiques et stimulants, tels sont l'ail, la moutarde, les oignons, le cresson, le raifort sauvage, les rocamboles, les échalottes, etc.

On a vu, dit M. Buchan, de qui nous empruntons ce qui précède, des malades se guérir d'*hydropisie* par une abstinence parfaite de tout liquide, et en vivant absolument de tous les aliments que nous venons de nommer. S'il faut nécessairement que le malade boive, ajoute-t-il, la meilleure boisson, dans ce cas, est le vin du Rhin, dans lequel on fera infuser des remèdes diurétiques.

L'exercice, si le malade a la force de le supporter, est de la plus grande importance dans cette maladie. Il faut qu'il se promène, qu'il travaille à la terre, et qu'il continue ces mouvements aussi longtemps qu'il lui sera possible. Si ses forces ne lui permettent point ces exercices, il faut qu'il monte à cheval, qu'il aille en voiture, et, dans ces cas, les mouvements les plus violents seront les meilleurs, pourvu qu'il puisse les supporter.

Le lit du malade doit être dur, et l'air de ses appartements chaud et sec. S'il demeure dans un pays humide, il faut qu'il change d'habitation et qu'il aille dans un lieu qui soit sec, et, s'il est possible, plus chaud.

En un mot, il faut employer tous les moyens

connus pour exciter la transpiration et fortifier les solides. On fera donc bien de frotter le corps du malade, deux ou trois fois par jour, avec des linges secs ou des brosses pour la peau, et de lui faire porter une flanelle sur la peau.

LXIV.

De l'hydropisie de poitrine.

Cette maladie a, pour l'ordinaire, une marche très-lente, et chez certains malades, surtout chez les vieillards, les progrès sont si peu sensibles, et les symptômes qui la caractérisent si peu certains, que souvent on ne la reconnait qu'à l'ouverture des cadavres.

Ce n'est, en général, que sur le concours de plusieurs symptômes, qu'on peut conjecturer qu'il y a de l'eau dans la poitrine. Le premier de ces symptômes est une respiration difficile et fréquente, beaucoup plus laborieuse dans une situation horizontale. Elle l'est plus la nuit que le jour, surtout au premier sommeil, qu'elle interrompt très-désagréablement : plusieurs malades sont même obligés de renoncer à leur lit, ne pouvant respirer que sur leur séant et penchés en devant.

Les autres symptômes sont un sentiment de pesanteur au *diaphragme*, avec une douleur au creux de l'estomac, et quelques fois à l'épaule et au bas du côté affecté : la toux, plus souvent sèche qu'humide. Quelques-uns, dans les derniers temps, crachent du sang, comme dans la fluxion de poitrine, tandis que d'autres ne crachent ni ne toussent.

Mais rien ne caractérise mieux l'hydropisie de poitrine, que la fluctuation des eaux, que quelques malades sentent et entendent. On peut même, en approchant l'oreille de leur poitrine, distinguer une sorte de grouillement que l'agitation rend plus ou moins sensible. Ils éprouvent encore, pour l'ordinaire, de la difficulté de se coucher sur le côté affecté. Les personnes d'une constitution faible, les vieillards, les *asthmatiques*, etc, y sont le plus sujets. On a vu plusieurs malades, autant qu'on en peut juger, vivre plusieurs années avec de l'eau dans la poitrine.

Néanmoins l'*hydropisie*, de quelle nature qu'elle soit, est une maladie des plus difficiles à guérir. Nous conseillons donc d'appeler un médecin dès qu'elle est caractérisée.

LXV.

De la pleurésie.

La *pleurésie* est l'inflammation de cette membrane appelée *plèvre*, qui tapisse tout l'intérieur de la poitrine.

Les ouvriers et les journaliers sont ceux qui sont le plus sujets à la pleurésie. Elle attaque surtout ceux qui travaillent en plein air, et qui sont d'un tempérament sanguin. Cette maladie est tous les âges et de tous sexes. Cœlius Aurelianus a observé qu'elle attaquait plus souvent les hommes que les femmes.

Parmi les hommes qui sont le plus exposés à la pleurésie, sont les gens maigres et secs, ceux dont le tempérament est *bilieux*, les *pléthoriques* surtout, les habitants de la campagne ; enfin ceux à qui la nature ou le travail a donné des fibres fortes ou élastiques. De ce nombre sont les chasseurs, les coureurs, les porte-faix, les joueurs de cors de chasse, de trompettes, etc.

L'âge le plus sujet à cette maladie est depuis huit ans jusqu'à quarante. Cependant les vieillards n'en sont pas exempts, mais ils paraissent en réchapper plus facilement que les adultes ; ce qui vient de ce que leurs *fibres* étant plus desséchées, prêtent moins à une forte inflammation.

Ceux qui sont habituellement relâchés et qui portent des *cautères*, sont rarement attaqués de pleurésie. Tous les écoulements habituels, surtout s'ils sont sanguins mettent à l'abri de cette maladie.

Voilà sans doute pourquoi les femmes y sont moins sujettes que les hommes qui en sont eux-même exempts, lorsqu'ils ont des *hémorrhoïdes* habituelles.

Ceux qui ont déjà essuyé cette maladie, contractent une disposition qui les y rend très-sujets par la suite, et il n'est pas douteux qu'elle ne soit pour ces personnes de plus en plus dangereuse.

Le printemps est la saison dans laquelle on la voit le plus fréquemment.

LXVI.

De la mélancolie, de la folie ou de la manie.

La *mélancolie* est un état d'aliénation ou de faiblesse de l'esprit, qui nous rend incapable de jouir des plaisirs de la vie, et d'en remplir les fonctions et les devoirs. C'est le premier degré de la *folie*, et souvent elle se termine par une folie complète.

La mélancolie est souvent l'effet d'une disposition *héréditaire*. Les réflexions sérieuses, surtout lorsque l'esprit est longtemp occupé d'un seul objet; les passions, les affections violentes de l'âme, l'amour, la crainte, la joie, le chagrin, un orgueil effréné et autres mouvements semblables, peuvent y donner lieu.

Une violente colère peut changer cette maladie en une véritable folie; et le froid excessif, surtout des extrémités inférieures, en forçant le sang à se porter au cerveau, peut encore donner lieu à tout les symptômes de la folie.

Ceux qui se livrent aux passions vives, à une joie excessive, à un amour insensé, etc., doivent craindre pour leur raison. Les chagrins, l'adversité, la frayeur, de même que l'usage immodéré des *narcotiques*, du vin et des liqueurs spiritueuses, etc., ont quelquefois rendu fou.

Quand une personne commence à être attaquée de la mélancolie, elle est pleureuse, inquète, cherche la retraite. Les malades sont de mauvaise humeur, exigeants, querelleurs, curieux; tantôt avares et tantôt prodigues : enfin ils s'impatientent pour le moindre sujet.

Ils ont le ventre ordinairement resserré; leurs urines sont claires et en petite quantité. L'estomac et les intestins sont gonflés de vents. Ils ont le teint pâle et le pouls *petit et faible*.

Les fonctions de l'âme sont tellement altérées, qu'ils s'imaginent souvent être morts ou transformés en quelqu'autre animal. On en a vu qui, se croyant de verre ou de quelqu'autre substance aussi fragile, n'osaient faire le moindre mouvement, de peur d'être mis en pièces.

C'est dans ce cas qu'il faut veiller très-soigneusement sur les infortunés qui sont attaqués de cette maladie; sans quoi ils finissent par mettre fin eux-mêmes à leur malheureuse existence.

Les malades doivent s'interdire *toutes liqueurs fortes*, avec autant de soin qu'ils s'interdiraient le poison. La boisson la plus convenable est l'eau, le petit lait, ou la bière très-légère. Le thé et le café ne conviennent pas. Les aliments ne doivent consister qu'en *végétaux* de nature *rafraîchissante* et *relâchante*. Le malade se privera de substances *animales*, surtout de viande fumée ou salée, ainsi que de toute espèce de poisson à écailles, et des autres aliments préparés avec des oignons, de l'ail, etc., capables d'épaissir le sang. Il usera avec avantage de toute espèce de fruits sains. Boerrhave fait mention d'un malade qui fut guéri par un long usage de petit lait, d'eau et de fruits, après avoir rendu une quantité considérable de matière noire (Duplanil).

LXVII.

Du crachement de sang.

Le crachement de sang est dû souvent à des boissons excessives, à des courses forcées, à la lutte. Chanter, crier, et parler haut, etc., y donnent lieu également. Ceux qui ont les poumons faibles doivent donc, s'ils estiment la vie, éviter tout *exercice*, tout effort violent de cet organe. Ils doivent encore se tenir en garde contre les *passions violentes* contre les excès de la table, enfin contre tout ce qui peut donner de la rapidité à la circulation du sang.

Les personnes qui ont une taille déliée, qui ont la *fibre* lâche, qui ont le cou long et la poitrine étroite, sont le plus sujettes à cette maladie.

La vie sédentaire, comme celle qui est trop laborieuse, la crapule, la débauche des femmes, peuvent y disposer. Elle peut encore, dit M. Duplanil, tenir à une disposition *héréditaire*.

Tantôt le sang que l'on crache est clair et d'un rouge éclatant, tantôt il est épais, obscur et noirâtre. Mais on ne peut rien en conclure, si ce n'est que le sang, avant d'être évacué, a séjourné plus ou moins dans la poitrine.

Le crachement de sang chez une personnes forte, bien portante et d'une bonne constitution, n'est pas fort dangereux : mais dans les personnes faibles, délicates, et dont les *fibres* sont lâches, on le guérit difficilement. Quand il vient d'un polype ou d'un squirre des poumons, il est à craindre. Quand il a pour cause la rupture d'un gros *vaisseau*, il est plus dangereux, comme on s'imagine bien, que quand il vient de la rupture d'un petit.

Le crachement de sang qui est dû à un ulècre de poumons, est ordinairement funeste.

Ceux qui sont sujets au retour fréquent de cette maladie, doivent fuir tout excès, ne se nourrir que d'aliments légers et rafraîchissants, composés principalement de lait et de végétaux; éviter surtout de se livrer à de grands efforts ou *aux vives passions de l'âme*.

LXVIII.

Du pissement de sang.

Le pissement de sang est plus ou moins dangereux, selon la quantité de sang que le malade perd et selon les autres circonstances qui l'accompagnent.

On reconnait que le sang vient des reins, quand il est pur, et qu'il coule tout-à-coup sans interruption et sans douleur; mais s'il est en petite quantité, s'il est noir, s'il est rendu avec un sentiment de chaleur et de douleur dans la partie inférieure du ventre, *alors il vient de la vessie.*

Lorsque le pissement de sang est occasionné par une petite *pierre raboteuse* qui descendant des reins dans la vessie, déchire les *urétères*, il est accompagné de douleurs vives dans le dos et de difficulés d'uriner; mais si les membranes de la vessie sont déchirées par une pierre, et qu'il en résulte le pissement de sang, le malade ressent alors des douleurs plus aiguës, précédées d'une suppression d'urine.

Ceux qui ont une disposition au pissement de sang ou qui en sont affligés de temps en temps, doivent vivre du plus grand *régime*. Ils doivent s'abstenir du vin, de toutes sortes d'aromates, surtout d'*ail*, d'*oignon*, de *persil*, de *céleri* et d'*asperges*. Ils ne doivent point dormir sur le dos, ni trop se couvrir la nuit. Ils renonceront au *thé*, au *café* et aux autres décoctions ou infusions de cette espèce.

LXIX.

De la gravelle et de la pierre.

Lorsque du *gravier* ou de *petites pierres* séjournent dans les reins, ou sont entraînées par les *urétères* avec les urines, on dit que le malade a la *gravelle*.

S'il arrive qu'une de ces petites pierres se fixe dans la vessie, qu'elle y reste pendant quelque temps, qu'elle augmente de volume par l'addition des matières pierreuses de l'urine qui s'attachent autour, de sorte qu'à la fin elle devienne trop grosse pour sortir de la vessie par le canal de l'urètre avec les urines, dans ces cas, on dit que le malade a la *pierre*.

La *gravelle* et la *pierre* peuvent être occasionnées par les aliments de trop haut goût, par l'usage de vins forts et *astringents* et par la vie sédentaire. Avoir trop chaud dans son lit, coucher dans des lits trop mollets, rester trop longtemps couché sur le dos, peuvent encore occasionner l'une ou l'autre de ces maladies, qui peuvent également reconnaître pour cause l'usage constant d'une eau chargée de *particules terreuses* ou *pierreuses*, et d'aliments de nature astringente et venteuse, etc. Elles peuvent encore être dues à un vice *héréditaire*.

Les personnes âgées, ou celles qui ont été attaquées de *goutte* ou de *rhumatisme*, y sont le plus sujettes. La *pierre* dans la vessie se reconnaît aux douleurs que l'on éprouve en urinant, aussi bien qu'avant et après avoir uriné, à l'écoulement de l'urine, qui se fait goutte à goutte, ou à une suspension subite dans l'instant qu'elle sort à plein canal; à la facilité plus grande d'uriner étant couché que debout; à une espèce de mouvement *convulsif*, occasionné par une douleur aiguë en rendant les dernières gouttes d'urines; enfin en touchant la pierre au moyen de la *sonde*.

Mais M. Duplanil fait remarquer qu'il n'y a que le *cathéter* ou la *sonde* qui puisse assurer l'existence de la *pierre*. Tous les autres signes, dit-il, sont équivoques et trompent tous les jours.

Et lorsque l'opérateur a reconnu qu'il existe véritablement une *pierre*, il faut s'en rapporter absolument à ses avis, ou à ceux du médecin à qui l'on a mis sa confiance.

LXX.

De la constipation.

La *constipation* peut venir de la chaleur excessive du foie; de l'usage des vins rouges austères et d'autres liqueurs *astringentes*; d'un exercice immodéré, surtout à cheval, d'un long usage d'aliments froids et insipides, incapables de stimuler convenablement les *intestins*. Elle vient aussi de la privation de la *bile* dans les intestins, comme dans les cas de jaunisse; d'autrefois elle est un *symptôme* de certaines maladies des intestins mêmes, comme d'une paralysie, d'un *spasme*, d'une tumeur, de l'état froid et sec de ces viscères, etc.

Les personnes qui sont habituellement *constipées*, doivent user d'aliments *aqueux* et *relâchants*. Elles mangeront des pommes cuites devant le feu ou bouillies, des poires, des pruneaux, des raisins, des groseilles, du beurre, du miel, du sucre, etc. Les bouillons faits avec des épinards, avec des poireaux et d'autres herbes potagères conviennent également.

Elles mangeront du pain de seigle, ou fait de froment et de seigle, et jamais du pain de froment pur, surtout de celui qui est fait de fine fleur de farine.

On augmente la constipation en se tenant trop chaudement, et en faisant usage de tout ce qui est capable de forcer la transpiration, comme lorsque l'on reste trop longtemps au lit, etc.; l'étude opiniâtre et la vie sédentaire l'entretiennent également.

Le savant Arbuthnot conseille à ceux qui sont constipés, de faire usage de substances *animales*, comme de *beurre* frais, de *crême*, de *moëlle*, de bouillons gras, etc. Il recommande encore les huiles exprimées de *végétaux* doux, comme celle d'olives, d'amandes, etc.

Enfin la boisson doit être de nature relâchante. La bonne bière, d'une force modérée, est très-convenable, ainsi que le *lait de beurre*, le *petit lait*, et les autres boissons gazeuses; on peut les donner tour à tour selon le goût des personnes.

LXXI.

De la perte de l'appétit.

Cette maladie peut être occasionnée par une plénitude d'estomac; par de mauvaises digestions; par la privation d'un air pur; par le chagrin, la crainte, les anxiétés, les passions qui abattent l'âme; par une chaleur excessive; par l'usage de bouillons forts, d'aliments gras, de tous ceux qui peuvent émousser l'appétit ou qui sont de difficile digestion; par l'usage immodéré des liqueurs fortes, du thé, du tabac, etc.

Il faut que le malade fasse, s'il est possible, choix d'un air pur et sec; qu'il fasse de l'exercice tous les jours, à cheval ou en voiture; qu'il se lève de bonne heure, et qu'il fuie les applications sérieuses.

Il ne mangera que des aliments de facile digestion il se garantira des grandes chaleurs et des fatigues excessives.

LXXII.

Des maladies des yeux.

Cette maladie peut être *essentielle*, c'est-à-dire attaquer une personne qui n'a aucune autre maladie; d'autrefois elle est *symptômatique*, ou symptôme d'une maladie quelconque, telle que la maladie *vénérienne*, les écrouelles, etc.

L'inflammation des yeux peut être occasionnée par des causes externes, comme par des coups, par des ordures entrées dans les yeux, etc, Elle est souvent occasionnée par la suppression de quelque *évacuation accoutumée*, par la suppression imprudente de quelques *vieux ulcères*, par la cessation de l'écoulement d'un *cautère*, etc.

On la voit encore attaquer ceux qui habitent des maisons basses et humides, ou qui respirent un air humide, surtout quand ils ne sont pas accoutumés à de pareilles demeures. Cette *inflammation* saisit pareillement les enfants dont on a fait dessécher imprudemment la *teigne* ou des *gales* à la tête, des écoulements aux oreilles, ou toute autre supuration de ce genre.

Dans d'autres occasions, c'est une maladie épidémique qui règne surtout après une saison pluvieuse. J'ai souvent observé, dit M. Buchan, qu'elle devenait même *contagieuse*, particulièrement pour ceux qui vivent dans la même maison que le malade.

Enfin l'inflammation des yeux tient à un vice *vénérien*, souvent à un vice *scrofuleux* ou à la *goutte*.

Lorsque l'inflammation des yeux est légère, elle est

facile à guérir, surtout quand elle reconnaît une cause externe.

Lorsque le malade *a un cours de ventre*, c'est un bon signe ; et quand l'inflammation passe d'un œil à l'autre, comme par contagion. c'est encore un signe qui n'est pas défavorable.

Mais lorsque la maladie est accompagnée de douleurs violentes à la tête, et qu'elle est opiniâtre, le malade est en danger de perdre la vue.

LXXIII.

De la myopie et des lunettes qui conviennent.

Ces maladies dépendent de la structure ou de la conformation particulière des yeux, et en conséquence n'admettent point de *guérison*. Les inconvénients auxquels elles donnent lieu peuvent cependant être, en quelque sorte, réparés par le moyen de lunettes appropriées : *la vue courte demande des verres concaves ; la vue longue, des verres convexes.*

LXXIV.

De la surdité.

Quand la surdité est l'effet de quelques blessures ou ulcères dans les oreilles, il est plus difficile de la guerir. Lorsqu'elle provient du froid, il faut que le malade ait grand soin de se tenir chaudement, surtout la nuit. Il doit encore prendre des purgatifs doux ; se tenir les pieds chauds, et les baigner très-souvent, le soir dans l'eau chaude.

J'ai vu, dit M. Buchan, ce moyen seul procurer plus d'avantages *dans la surdité la plus opiniâtre*, que tous les remèdes que j'avais employés pour la combattre.

Nous ne pouvons cependant nous empêcher de dire que nous avons vu un grain de *musc* introduit avec du coton dans l'oreille, réussir chez un vieillard. On dit que l'ambre gris a la même vertu.

La cire de l'oreille est beaucoup plus souvent cause de la dureté de l'*ouïe*, ou même de la *surdité*, qu'on le pense, et alors il faut la ramollir en laissant tomber, goutte par goutte, de l'huile dans l'oreille, après quoi on y seringue du lait coupé chaud. Un *cure-oreille* est souvent le seul remède nécessaire dans ce cas.

LXXV.

Du ver solitaire et des vers dits ascarides.

Selon M. Andry, les symptômes particuliers du *ver solitaire* sont : des défaillances, l'impossibilité de parler, un appétit dévorant, quelquefois un dégout général, des rapports ; un sommeil interrompu ; des coliques ; des nausées ; des étourdissements ; des démangeaisons au nez ; des vomissements ; des déjections fluides et blanchâtres, quelquefois des constipations ; une tension légère dans le bas-ventre ; une sensation douloureuse dans la région de l'estomac, *que l'on fait cesser en prenant de la nourriture*. Quelques malades ont de la toux, des convulsions, la fièvre avec frisson ; et si le mal n'est pas arrêté ou diminué par des remèdes convenables, ils tombent dans le *marasme*.

Les *ascarides*, outre le chatouillement au fondement, causent encore des défaillances, le *tenesme*, ou des envies fréquentes et continuelles d'aller à la garde-robe.

En général, dit M. Buchan, les remèdes les plus convenables contre les vers, sont les purgatifs forts, et, pour prévenir leur génération, *les amers stomachiques*, avec un verre de bon vin de temps en temps.

Le meilleur purgatif, dans ce cas, pour un adulte, est le *jalap* joint au *calomélas*, de la manière suivante ;

Prenez du *jalap* en poudre. . . 5 grammes.
— du *calomélas*. . . . . . 1 —

Mêlez ; ajoutez quantité suffisante de sirop commun pour en faire un *bol*.

On donnera ce purgatif de grand matin, en une seule dose. Le malade gardera la chambre tout le jour, et il ne boira rien de froid. On peut en répéter la dose une ou deux fois par semaine, pendant quinze jours ou trois semaines.

M. Buchan conseille aussi l'huile de *ricin* comme ayant une action très-marquée contre les vers, *même contre les vers solitaires.*

On donne cette huile pure, dit-il, sans aucun mélange, par cuillerée à bouche, d'heure en heure, jusqu'à ce qu'elle ait *évacué* le malade trois ou quatre fois. La dose ordinaire est de 60 grammes en quatre ou cinq cuillerées ; mais on peut aller jusqu'à 90 grammes ; cela dépend cependant de la constitution du sujet. (Duplanil.)

LXXVI.

De la gale.

Quoique cette maladie se transmette ordinairement par la *contagion*, cependant on la voit rarement chez les personnes qui sont propres, qui respirent un air frais et pur, et qui se nourrissent d'aliments sains.

La gale se manifeste sous la forme de petites *pustules aqueuses*, et qui paraissent d'abord vers les poignets ou entre les doigts, ensuite sur les bras, sur les jambes et sur les cuisses, etc. Ces pustules sont accompagnées d'une démangeaison insupportable, surtout quand le malade éprouve la chaleur du lit ou du feu.

Le meilleur remède connu jusqu'à présent, dit M. Buchan, contre la gale, est le *soufre* pris intérieurement et extérieurement. On en prépare un onguent de la manière suivante, dont on frotte les parties affectées.

Prenez 60 grammes de fleurs de soufre et 8 grammes de sel ammoniaque cru, réduit en poudre très-fine, et 125 grammes de beurre. Mêlez intimement toutes ces substances ensemble, ajoutez 2 grammes essence de citron pour en ôter l'odeur désagréable.

On prend gros comme une noix muscade de cet onguent, dont on frotte chaque partie malade. On attend que la personne soit au lit, et on réitère ce frottement deux ou trois fois par semaine. Il est rarement nécessaire de frotter en entier; mais si le cas le demande, il ne faut pas le faire en une seule fois : il faut y revenir à plusieurs reprises, tantôt une partie, tantôt une autre, parce qu'il serait dangereux de boucher à la fois tous les pores de la peau.

Il faut aussi que, pendant l'usage de l'onguent, le malade prenne soir et matin, dans un peu de *thériaque,* autant de *fleurs de soufre* et de crème de tartre qu'il sera nécessaire pour lui tenir le ventre libre. Il prendra garde de s'exposer au froid; il se couvrira plus qu'à l'ordinaire et ne prendra rien que de chaud.

Pendant tout le temps de l'usage de l'onguent, le malade changera de linge, mais il conservera ses mêmes habits, et les habits qui ont été portés par les personnes qui ont la gale et pendant le traitement ne peuvent plus servir, à moins qu'ils n'aient été exposés à la fumée du soufre et parfaitement nettoyés : *autrement ils redonneraient la maladie.*

Je n'ai jamais vu que le soufre, administré comme nous venons de le conseiller, ait manqué de guérir la *gale,* et, dit M. Buchan, je crois être fondé à avancer qu'il ne manquerait jamais son effet, si on l'employait convenablement et pendant le temps nécessaire.

LXXVII.

De la consomption ou de la phthisie nerveuse.

Cette maladie est un dépérissement insensible de tout le corps sans un degré considérable de fièvre, sans toux, sans difficulté de respirer. Elle est accompagnée de faiblesse, de manque d'appétit, d'indigestion, etc.

Ceux qui sont d'un caractère inquiet et impatient, qui s'adonnent aux *liqueurs spiritueuses* ou qui respirent un air malsain y sont le plus exposés.

Les amusements agréables, la société de personnes gaies et enjouées, *l'exercice du cheval*, sont préférables, dans cette maladie, à tous les remèdes.

Mais un conseil non moins important de M. Duplanil, c'est d'observer la continence la plus stricte, et surtout si la débauche a occasionné la maladie. C'est, en général, un de ceux que suivent le moins volontiers ces sortes de malades. La plupart des jeunes gens livrés à ce vice honteux que je n'ose nommer ici, n'y renoncent communément que lorsque leurs forces ne leur permettent plus de s'y adonner, et alors la maladie est devenue incurable. J'en ai un exemple frappant, ajoute M. Duplanil, dans un jeune homme de vingt-deux ans, à qui les conseils les plus sages, et même donnés par des personnes qui semblaient avoir le plus d'empire sur son esprit, ne purent jamais faire perdre cette infâme habitude. Il s'y livrait le temps même que, par le régime et les remèdes, on travaillait à le guérir de cette cruelle maladie.

Il périt alors sans qu'on ait pu lui procurer aucun soulagement.

En général, dans cette maladie et dans toutes les autres, le premier des remèdes est de fuir les causes qui y ont donné lieu et toutes celles qui pourraient l'aggraver.

LXXVIII.

Moyens de se préserver de la pulmonie et de la consomption.

Nous ne saurions trop recommander à tous ceux qui cherchent à se garantir des diverses espèces de *pulmonie*, de prendre autant d'exercice en plein air qu'ils le pourront, d'éviter tout air malsain et *d'observer la sobriété la plus sévère.*

Si la pulmonie est devenue si fréquente aujourd'hui, on ne doit pas peu l'attribuer à la mode de se coucher tard, de faire de grands soupers et de passer toutes les soirées à boire du vin, etc. Ces liqueurs, quand on en fait un trop grand usage, non-seulement nuisent à la digestion et ôtent l'appétit, mais encore enflamment le sang et portent le feu dans la *constitution.*

Lyon, imprimerie Jevain & Bourgeon, rue Mercière. 92.

TABLE DES MATIÈRES.

III.

www.ingramcontent.com/pod-product-compliance
Ingram Content Group UK Ltd.
Pitfield, Milton Keynes, MK11 3LW, UK
UKHW020150220726
13923UKWH00001B/455

9 782016 132319